ヤバい医者のつくられ方

和田秀樹
Hideki Wada

まえがき

私は、いつの頃からか、医学部の教授というだけで、つきあいたくないし、診てもらいたくもないし、それどころか軽蔑するようになっています。

私のひがみもあるのかもしれませんが、一番大きな理由には、入試面接をやめないことがあります。

現在、すべての大学医学部で入試面接が行われています。

不正の防止のため、面接の出来がよいからといって点数が加算されることは原則的には行われていません。それでも面接を課すことの表向きの理由は「医者にしてはいけない人を医者にしないため」です。

勉強ができるけど医者になる気がないとか、コミュニケーション力に問題があるというのが「医者にしてはいけない」人だそうです。

ただ、30分（長くても1時間）の面接でそれが見抜けるのかは問題です。精神科医を40年近く続けている私であっても、少なくとも2、3回会わないと相手のことはわかりません。コミュニケーション力に問題があると思っていても、ただ緊張しているだけなどということはままあります。

30分で人間が見抜けると思い込んでいるのであれば、私たち精神科医には妄想性障害を疑わせるくらいの危ない人たちです。

また勉強ができるけど医者になる気がないというのは、受験生当時の私がまさにそれに当たります。

映画監督になりたくてその資金を稼ぐために医者の免状がほしかったのです。でも、アメリカで教育を受けたり、いい師に巡り合ったりすることで考えは変わり、今は人一倍老年医療を一生懸命やっている自負はあります（ほかの仕事もやっていますが）。

医学部の教授たちには、人間は教育によって変わるという考えがないことがこの入試面接に端的に表れています。入試面接を推し進める文部科学省にも、その考え方がないのでしょう。結果的に日本の教育レベルは落ちるいっぽうです。

私自身は、自分の経験から、人間は変わることができるという信念を持っています。

それがないと教育などできないと思っています。

そういう意味で、30分で人間のことがわかるという思い上がりと、人間は変わらないという教育者としても医者としてもあってはならない考えの持ち主の人たちが医学部の教授なので、医学部教授と聞いただけで軽蔑するのです。

なぜ「いい加減やめようよ」と言えないのでしょうか？

人間を変える気がないから大学の授業で心の教育も行われず、精神科の教授選（教授会で決まる）では、私のような心の専門家が選ばれている大学は一つもありません。

さらに、それ以上の弊害があちこちで出てきています。

面接のない大学医学部が一つもないので、医学部批判をすると自分の子が落とされる心配をするのか、私をのぞいて、現在の医学教育のあり方を批判する声はほとんど上がりません。高齢化が進むのに大学病院型の臓器別診療は変わることはなく、一向に総合診療といって体全体（心も含む）を診る医者を育てる医学教育は進展しません。

結果的に医療費は膨れ上がり、高齢者はヨボヨボにされ、それが介護費用も押し上げています。

ということでもともとは『医学部入試面接の大罪~なぜ日本の医療は変われないのか~』というタイトルで出したかった本ですが、不本意なかたちで勝手に変えられたので、まえがきで本書の趣旨をお伝えしました。

入試面接がいかに日本の医療に悪影響を与えているかを読み進めるうえでご理解いただけると幸いです。

ただ、受験生はとまどってしまうかもしれません。

一つ言えることは、予備校などでトレーニングをして猫をかぶっていれば（そのせいでお金がかかり、そういう予備校に行くお金のない人と、そういう予備校のない地方の受験生は排除されるのですが）、まず今の医学部の教授にそれを見抜く能力はありません。

余計な勉強が増えることになりますが、あまり不安にならないでください。

ただし、面接で合格しても、自分は医者に向いた人間なのだと思い上がらないでください。

経験を積むことで医者として成長できます。医学部の教授たちのようなおかしな人間にもなりません。

しかし、私のようにいい師（医学部教授には期待できません）に出会えば、いい医者になれると思います。そういう人を医者になってから血眼《ちまなこ》になって探していい医者になってくださいというのが、受験生の皆様へのメッセージです。

ついでに言うと、本書はこれから医者として生き残るヒントにもなっていると思うので参考にしていただければ幸いです。

和田秀樹

目次

第2章 医学部教授が蔑《ないがし》ろにする「教育」

第3章　入試面接でヤバい医者がつくられ放題

第４章　医学教育の未来を考える

第5章 医療界の将来を見据えて

序章　医学部入試面接の大罪

～なぜ日本の医療は変われないのか～

高齢者の健康を守るふりをして過剰に薬を処方して薬漬けにする。錆《さ》びついた古い常識にいつまでもしがみつき、かえって患者さんの健康を損ねる。そうやって医療費を膨らませ、高額な社会保険料を国民に負担させる――。

「医療の闇」とも呼べるこのような問題を改善しようとせず、知らん顔して放置し続けている**日本の医療界の傲慢《ごうまん》さの根源が、大学医学部の入試面接である**、と言ったら皆さんは驚くでしょうか？

1970年代から日本の医療界は専門分化による臓器別診療を推し進めてきました。大学病院など大きな病院には、「呼吸器内科」「循環器内科」「消化器内科」「心臓外科」「消化器外科」など、臓器別の科が数え切れないほど存在します。そこで、臓器別に特化した研究や臨床が続けられ、各臓器のプロフェッショナルが育成されるのです。

どこか特定の臓器に難しい疾患を抱えている場合なら、そのような専門医に診てもらえば、より良い治療を受けられるのかもしれません。例えば深刻な糖尿病を患《わずら》っている人なら、「糖尿病内分泌科」に行けばまさにピンポイントの治療を受けられる可能性は高い、と言うことはできます。

ところが、**特定の臓器だけに深刻な問題が生じ、それを治療すればすぐに元気になれるのは、比較的年齢が若い人たちだけ**です。

年齢を重ねれば重ねるほど、不調は体のいろいろなところにあらわれます。血圧も高くて、糖尿病の気《け》もあるし、なんとなく胃腸の調子もすぐれない、そういえば認知症も気になるし、骨粗しょう症も抱えている、みたいなことになるわけです。

専門医というのは自分が得意な臓器しか診ないので、そういう患者さんは不調の数だけ専門医をハシゴせざるを得なくなります。それは利便性の面でも問題ですが、それ以上の大問題は、それぞれの専門医が自分の担当する臓器にはよく効くからと、ほかの臓器のことなど一切気にせず、薬を出してくることです。

日本では、1つの病気に対して3〜4種類の薬を出すのがすっかり当たり前になっているので、仮に3つの科で診察を受けたら、恐ろしいことに9〜12種類もの薬が処方されます。**どの専門医も「病気を治すためだ」などと言って薬はもれなく飲むよう**

にと指示するでしょうから、患者さんは素直に言うことを聞いて、大量の薬を律儀に飲むことになります。そうしてあっという間に薬漬けになるのです。

大学の医学部ではすべての科目を履修し、いくつもの科目を織り交ぜた国家試験に合格しなければ医者にはなれず、また、２００４年からはいろいろな科で研修を受けるスーパーローテート制が導入されたので、医者というのは医学全般の知識を持っていると見なされます。だから、開業医の場合は、本来専門とする科以外の科も看板に掲げているケースが多く、もちろんこれは違法でもなんでもないので、体のあちこちの不調を一人の医者に診てもらえる可能性はあります。

ところがすべての科目を学んだり、いろいろな科を経験したりしたといっても、「基礎的な勉強をした」というだけなので、自分の専門外の病気でも自信を持って診られるという医者は滅多にいません。看板に掲げているとしても、「その科の病気も診られないことはない」程度でしかないケースが大半です。

だから、自分の専門外の病気をいくつか抱えた患者さんが来た場合には、診療ハンドブックなどを参照しながら、ガイドライン通りにそれぞれの薬を処方します。たくさんの専門医に診てもらうのと結果は同じなのです。

薬にはつきものの副作用は、服用する薬の種類が増えれば増えるほど生じやすくなります。またある臓器にとって有益なことが別の臓器にとっては有害なことだってあり得ます。薬を飲んだせいである症状は治ったとしても代わりに元気がなくなるとか、頭がぼーっとするなど生活の質が著しく下がることも決して珍しい話ではありません。

処方された薬の分だけ、医療費は当然膨らみます。そしてたとえ自分は医者にかかっていないとしても、そのツケは高額な社会保険料というかたちで、我々一人ひとりに回ってくるのです。

65歳以上の人の受診頻度は、それ以外の世代の人たちの2・5倍という統計があり、入院となると6倍以上にもなると言われています。令和6年の6月の時点で29・1％と発表されている日本の高齢化率（総人口に占める65歳以上人口の割合）から推計すると、「患者」と呼ばれる人の6割くらいはいわゆる「高齢者」が占めていると考えられます。

つまり、専門分化による診察を中心とする医療スタイルは、

1、患者さんの半分以上を占める高齢者の健康が守られない

2、薬が過剰に処方され、医療費をひたすら増大させる

という意味で、今の日本の状況にふさわしくないのです。2040年には高齢化率が35%くらいに達すると言われているのですから、この医療スタイルがもたらすデメリットは今後ますます深刻になります。

では、どういうスタイルにすればいいのか。

それは、「いろんな不調があるだろうけど、優先順位の高いここの治療から始めましょう。薬もまずはこの3種類だけにしておきましょうね」というふうに、**患者さんの体の全体的な様子を見ながら治療する「総合診療」**です。このスタイルであれば、薬を出しすぎることはないですし、薬の相互作用にも気を配るので副作用のリスクも下がります。治療や投薬による被害も、もちろん医療費も抑えられます。

こういった総合診療が超高齢社会に適していることは、総合診療が進んでいる長野県が、全国トップクラスの平均寿命を誇りながら、一人当たりの老人医療費は最低レベルにある、という実績が証明しています。

つまり、長野県のような総合診療の体制を積極的に整えていくことが高齢化の進む日本において喫緊の課題であることは火を見るより明らかかと思われます。これは昨日今日持ち上がった話ではなく、毎日患者さんをちゃんと診ている医者ならおそらく20年くらい前からそのことに気づいていたはずだと私は思います。

ところが今の日本には、総合診療医と呼べる医者は、医師全体のたった2％程度しかいません。そんな状況に対して、真剣に問題提起をするような医者もほとんどいないのです。

もっと言えば、例えば、海外で多数出されている論文にきちんと目を通せば、塩分の摂取制限やコレステロール値の管理、そしてメタボ健診などは無意味である可能性が高いのに、日本ではいまだにかつての常識がまかり通っています。

そんなのおかしいと思っている医者は絶対にいるはずです。

それなのに、「おかしいじゃないか！」と私のように異を唱える医者がほとんどいません。

それはなぜか。

既存の体制や学説を維持することでこそメンツや利権が保たれる医療界では、現状を変えようとしたり、問題提起をしたりするような人間を決して歓迎しない空気、そしてそれをうまく成り立たせるための仕組みがあるからです。

中でも最も効果的な仕組みが、日本にあるすべての大学の医学部入試での最後の関門となる、**医学部の教授たちによる「入試面接」**です。

医学部を目指そうという人や、我が子を医学部に入れたいと考える親以外は、大学の医学部がどんなやり方で入学者を選抜しているかなんてあまり気にすることはないでしょう。そんなの自分には関係ないことだと思っているかもしれません。

けれども、我々一人ひとりの健康や負担する社会保険料に、決して小さくない影響を与えているのが、実は医学部の入試面接という悪しき制度なのです。

この制度を廃止しない限り、旧態依然の日本の医療界が変わることはできないと私は思っています。

誰もあまり指摘しない、というより、指摘しようとしない、この重大な事実を皆さんにぜひ知っていただきたくて、この本を書くに至りました。医療を受ける側の皆さんが問題意識を持つようになれば、自分たちのメンツだけを気にして変わろうとしない医療界にもなんらかの変化が起こるかもしれません。

先ほども書いたように医療界は、それが患者さんのデメリットになるとわかっていても、現状を変えようとする人間を決して歓迎しません。だから、こういう問題提起をすると「陰で」（おそらく入試面接の合格者を決める会議室でも）必ず非難されます。そして、その批判者の子どもは入試面接で「医者に向かない人間」と判断されかねないのです。

そんなアンフェアなことはせず、この本の内容に異論があるという医学部の教授は堂々と声を上げてください。多くの人の前で行う公開討論であれば、私はいつでも応じる用意があります。

医療界の問題はとても根深く、一気に改善させるのは難しいかもしれません。でも、だからといって変えなくていいことにはなりません。少なくとも議論は必要なはずです。

議論がなければ医学の進歩はあり得ません。

第1章

医学部入試面接は問題だらけ

日本のすべての医学部で課される入試面接

日本には、国公立や私立そして文部科学省の管轄外となっている防衛医科大学校を含め全国で82の医学部があります。

2024年現在、そのすべてで入試には面接が課されています。つまり、学力だけで入学できる医学部は日本には現在、ただの一つもありません。

読売新聞の報道によって、2019年の東京女子医科大学の推薦入試において、受験生の親族から受領した寄付金額を貢献度として点数化していたことが発覚し、大きな騒ぎになったことを覚えている方も多いかと思いますが、私立の新設医大などでは、面接の場で寄付金額を確認し、それが合否判定に使われるようなことが、かつては公然と行われていました。

ただし、2002年の10月に出された「私立大学における入学者選抜の公正確保等について」という文部科学省事務次官通達で、「入学に関する寄附金又は学校債の収受等により入学者選抜の公正が害されたと認められるときは、私立大学等経常費補助金を交付しない措置を講ずる」とされたので、少なくとも面接官が堂々と寄付金額を聞くようなことは、今は行われていないはずです。

ただ、そのような金銭に関わる不正が一切ないとしても、面接官の匙《さじ》加減一つで、その受験生を落とすことができる大学医学部の入試面接は、日本の医療界に蔓延《はびこ》る闇の象徴だと私は思っています。

学力テストの点数が足りていても面接で落とされる!?

１９９５年ごろから、偏差値偏重の入試を是正し、「医者としての適性があるか」「医者になりたいという高い志があるか」を見極めるため、という理由で、国立大学を含めた多くの大学の医学部入試に面接が課されるようになりました（それ以前から私立大学の医学部では入試面接を行うのが一般的でしたが）。

もちろん高い学力が求められていることに変わりはないので、学力テストの点数が低くても面接で高く評価されれば合格できる、ということは基本的にはあり得ません。

不正の防止という名目で面接での点数の加算は原則として行われないからです。

ただし逆に、学力テストの点数が合格点に十分達していたとしても、「医者としての適性がない」とか「医者になりたいという志が足りない」と面接官に判断されれば、医学部には入れない可能性はあります。

そのようなケースは本当にあって、2005年に群馬大学の医学部を受験したある女性は、学力テストの得点が、合格者平均より高かったにもかかわらず、不合格となっています。

「総合的な判断」という言い訳による年齢差別

新聞記事などによると、この女性は父親の介護や看取りに後悔があり、それが医者を目指すモチベーションになったそうです。そして群馬大学の医学部を2003年、2004年と2年続けて受験したものの、合格することができませんでした。

どうしても諦め切れずに「もう1年頑張ってみよう」と決意をして3度目に臨んだ

2005年は、共通テストでも二次試験でも確実な手応えがあったにもかかわらず、またも不合格。納得できずに得点の開示請求をしたところ、この女性の得点（センター試験の点数＋個別学力検査〈数学〉＋小論文の点数）は合格者の平均点より10点以上も上回っていたのです。

何かの間違いではないかと思って、群馬大学の入試課に問い合わせたところ、担当者は「総合的に判断した」と答えたと言います。点数は十分足りているわけですから、面接で落とされたのは明らかでしょう。

実はこの女性は受験当時55歳でした。

面接ではじかれて不合格になった理由が自分の年齢にあったと悟ったこの女性は、入学許可を求めて群馬大学を相手取り、前橋地裁に訴訟を起こしました。

2006年10月27日、前橋地裁の松丸《まつまる》伸一郎《しんいちろう》裁判長は、「年齢により差別されたことが明白であるとは認められない」として、請求を棄却します。

状況からして、何をどう判断すれば、「明白であるとは認められない」という結論になるのか、私にはさっぱり理解できませんが、控訴した東京高裁でも敗訴したことで、女性は医学の道を諦めたそうです。

それから13年後のインタビューで、その女性は「受かっていたのかもしれないと思いながら夢を諦めた辛さは、今でもずっと引きずっています」と語っています。

働き方の問題で医学を学ぶ道を閉ざした群馬大医学部

女性が群馬大学の入試課に問い合わせたとき、電話に出た担当者は「あなたが卒業したときの年齢を考えて、何年活躍できるかを考えた結果だと思います」と語ったそうです。担当者はあくまでも個人的な意見だと前置きしたそうですが、「医者としての適性」が問題視され、それが不合格の理由だったことはまず間違いないでしょう。もともと群馬大学の医学部（附属病院）は、研究重視、臨床軽視で我々医者の間では有名ですから、若い人でないと研究をするようなことはできるはずがないと決めつけたのだと思います。

しかしそれは「群馬大学医学部附属病院で働くこと」を前提にした話であって、医者として働く場所はそれ以外にたくさんあります。

どこで働くか、何歳まで働くか、どんなふうに働くかというのは働き方の問題なのですから、医学を学ぶ道を閉ざす理由にはなりません。

医師を志すようになった理由や相当な努力をされたことを鑑《かんが》みれば、この女性に「医者になりたいという高い志」があるのは間違いなく、親の介護や看取りの経験があることから医学部で学んだあとには患者の気持ちに寄り添うことのできる素晴らしい医者になれたであろうことは容易に想像がつきます。

それなのに群馬大学の医学部は、面接という手段を利用して、この女性からそのチャンスを奪ったのです。

なお、そんな「厳しい」面接で受験生を吟味している群馬大学医学部附属病院では、東京高裁の判決が出た2007年の4月から2014年の3月にかけて、同じ執刀医から肝臓などの腹腔鏡手術《ふくくうきょうしゅじゅつ》や通常の開腹手術を受けた患者さんが次々と（最終的には30人）死亡していたことが明らかになっています。

また、2021年には、透析用のカテーテルを抜く際に頭部を上げたままの状態で抜いてしまい、患者さんに意識障害を負わせるという医療ミスも発覚しました。

このような医療過誤が多発していることを併せて考えても、群馬大学医学部の倫理観には疑問を持たずにいられません。

どんな理由で落としても司法は咎《とが》めないという驚くべき判例

実は女性が起こした訴えを棄却した前橋地裁の松丸裁判長は「医学・医療に携わる人材としてふさわしい人格と適性があるかは、医療に携わってきた面接官の最終的な判断に委《ゆだ》ねるのが適当で、裁判所の審理に適さない」と述べています。

そしてこの判決以降、それまで面接を取り入れていなかった国立大学の医学部も、次々と入試面接が導入されるようになりました。

「医学・医療に携わる人材としてふさわしい人格と適性があるかの判断」は「医療に携わってきた面接官の最終的な判断に委ねる」とされたので、面接する側がどう判断しようと、司法に咎《とが》められる心配はありません。だから安心して、受験者を面接で落とすことができます。

逆に受験する側は、入試面接において年齢や性別、あるいは病気や障がいによる差別を受けたと感じることがあったとしても、泣き寝入りせざるを得なくなりました。

例えば、２０１２年の秋田大学医学部医学科の入試では、センター試験では５５０点中５２５・２点を取っていた女子受験生が、二次試験となる前期試験と後期試験の両方を受験したところ、学力テストや小論文では高成績を取っていたにもかかわらず、結果が不合格だったことが朝日新聞の記事になっています。

試験後に届けられた「入学試験成績」で、面接の評価が前後期とも3段階で最も低いCとなっていたため、大学に情報公開を求めたところ、なんとどちらの面接とも０点がつけられていたそうです。

この受験生は中学生の頃、自律神経のバランスが崩れてしまう「起立性調節障害《きりつせいちょうせつしょうがい》」と診断され、地元の進学校に合格したものの通学などの不安から進学を諦めていました。

その後、健康を取り戻して高校卒業程度認定試験に合格し、主治医の影響から医師になりたいと考えるようになって、医学部を受験したのです。

大学側は「総合的に判断した」というお決まりの言い訳をしているようですが、「将来、自分の大学病院で戦力になるか否か?」を考えて、過去に病気があったことを理由に面接で落としているのは明白と言っていいでしょう。**曲がりなりとも医学の世界に身を置いている医学部の人間が、かつて病気に苦しんだ経験のある人を差別するなど言語道断ではないでしょうか。**

ちなみに、この秋田大学の医学部も昔から不祥事が多いところで、合格発表の前に合否情報を外部に流したある教授が、相手から飲食接待を受けたり、関係する会社から400万円もの研究費をもらったりしていたことが2009年に、医学部内の不正経理があったことが2013年に、それぞれ新聞報道されています。

文科省の調査で次々と発覚した「不公正な選抜」

2018年の7月に、私大支援事業選定で便宜を図る見返りとして、自身の次男を東京医科大学の入試で裏口入学をさせたとして文科省の局長が受託収賄の容疑で逮捕されるという前代未聞の事件が起きました。2022年7月には、この局長には懲役2年6月、執行猶予5年の有罪判決が東京地裁によって言い渡され、東京医科大の前理事長と前学長にも有罪判決が下っています。

この事件そのものは、学力テストに不正に加点するという今どき珍しいくらい露骨な手段が取られていたのですが、事件を受けて文科省が全国的に調査をしてみると、**9つの大学の医学部において女性であることや浪人の回数、あるいは年齢によって不利な得点調整が行われ、「不公正な選抜」が行われていた**ことが明らかになりました。

2018年の12月に文科省が発表した最終報告書で「不適切」とはっきり指摘されたのは9つの大学だけでしたが、疑わしい例も含めれば、相当数にのぼると考えられます。

実際に私の娘も、2018年に東京大学を卒業後に医者になりたいと考えるようになり、複数の医学部を受験しましたが、1校を除いてすべて補欠の扱いでした。

けれども、唯一合格した東京慈恵会医科大学の偏差値は受験校の中で最も高く、さらには上位5位以内に入る成績だったことから特待生となり、授業料も免除されています。

それを踏まえると、不合格となった大学での学力テストの点数が軒並み低かったとはとても考えられません。女性であることに加えて、大学を出ているので現役で受験する学生より4歳年上であるという年齢が、不合格の理由になったのではないかと私には思えてならないのです。それとも医学部批判を続けている（2013年に『医学部の大罪』という本を出しています）和田秀樹の娘というのも理由かもしれません。

入試面接は教授たちによる受験生の品定めの場

客観的な基準はなく、前橋地裁の松丸裁判長が言うところの「医療に携わってきた面接官の最終的な判断」に委ねられる入試面接という場面では、「不公正な選抜」が簡単に起こりうることは誰の目にも明らかです。

文部科学省による全国調査でその実態が露呈されたため2019年の4月には、有識者会議が取りまとめた全学部共通の大学入試の公正確保のためのルールが文科省から公表され、性別や年齢といった属性で一律に差別することは禁止されました。

もしも調査が行われなければ、「不公正な選抜」が放置され続け、このようなルールができることもなかったでしょうから、息子を東京医科大に裏口入学させて調査のきっかけをつくることになった文部科学省の局長は、結果として「皮肉な功績」を残したとも言えます。

しかしだからといって、入試面接そのものをやめてしまえという声が上がることは一切ありませんでした。

ご存知の方もいらっしゃるでしょうが、**「医療に携わってきた面接官」というのは、その大学に付属する大学病院の各医局のトップに君臨する教授たち**のことです。

つまり、すべての大学病院の医学部で入試面接が行われていることが意味するところは、**日本の医療界において絶大な権力を持つ医学部の教授たちによる面接を受け、「医学・医療に携わる人材としてふさわしい」と感じてもらえない限り、どれほど優秀な成績を収めていても、どれほど医者になりたいと思っていても、医学部に入るこ**

とはできず、当然医者になることもできないということです。

これがどれだけ恐ろしいことなのか、想像できるでしょうか。

東大医学部の教授に一流の医者はほとんどいない

「医学部の教授にまでなる人なら医者としての高い腕と立派な人格を持ち合わせた人物に違いない。そういう人物なら、『医学・医療に携わるのにふさわしい人材』をきちんと見抜いてくれるはずだから、面接官としてふさわしいだろう」。

もしかすると、そんなふうに考える人がいるかもしれません。

しかし、特に国立大学の医学部の場合、教授選に勝ち抜くのは、論文をたくさん書いた人です。つまり、**直接患者さんと接する臨床を後回しにして、熱心に研究に勤《いそ》しみ、せっせと論文を書く人でないと教授にはなれない**のです。

また、偏差値で言えば最も難しいのは、確かに東京大学の医学部（理科Ⅲ類）ですが、**東京大学医学部の教授が日本で最も腕のいい医者だというわけではありません。**

そういう時代もあったのかもしれませんが、それははるか昔の話であり、はっきり言って最近の東大の医学部に、医者としていい腕を持つ教授はほとんどいないと思います。

だからこそ、現在の上皇さまがまだ天皇陛下だった2012年に狭心症の冠動脈バイパス手術が東京大学医学部附属病院（東大病院）で行われたときの執刀医も、東大医学部の心臓外科の教授ではなく、日本大学医学部卒で、当時順天堂大学医学部の教授だった天野篤《あまのあつし》氏だったのです。

また、皇太子妃だった2003年に適応障害と診断された現皇后雅子《まさこ》さまの主治医を長く務めている精神科医の大野裕《おおのゆたか》氏は慶應義塾大学の健康保健センターの教授です。

天野氏は心臓バイパス手術の名だたる名医であり、大野氏はわが国における認知療法の第一人者ですから、これらの人選は至極真っ当だと思いますが、要するに「この分野で最も腕のいい医者は誰か」という視点で選んだ結果、東大医学部の教授ではない人に白羽の矢が立ったのです。

なお、天野氏や大野氏を選んだのは、2002年の4月から2012年の6月まで皇室医務主管を務めていた金澤一郎《かなざわいちろう》氏（故人）です。皇室医務主管というのは、皇室の主治医のトップに当たる人で、いい加減な人がこの役職に就くと、腕がいいかどうかというのは二の次で、なんでもかんでも東大医学部の教授に任せようとすることもあります。

しかし金澤氏は、自身も東大医学部の元教授で東大病院の院長を務めたこともある人物でもありながら、東大医学部のメンツなどより、皇室の方々の心身の健康を守ることを何よりも優先された方です。

だから皇室の方々からの信頼も厚く、氏が病に倒れられたとき、ご心配された上皇后さまが自ら手作りのスープを届けられたという話を聞いたこともあります。

金澤氏がかつて東大の神経内科の教授をされていた頃や、国際医療福祉大学の大学院長をされていた頃に、私も少し面識があるのですが、人間性も素晴らしい、心から尊敬できる教授でした。

医学部の教授に面接官としてふさわしい人格はあるのか

ただし、医学部の教授という肩書を持った人たちが、揃ってみな人格者なのかといえば決してそうではありません。むしろ金澤氏のような方はほとんどいないというのが私の率直な印象です。

2016年6月に『m3.com』という医療従事者向けのサイトに、当時東大医学教育国際研究センターの教授で、入試面接を指揮する立場にあった北村聖《きたむらきよし》氏のインタビュー記事が掲載されました。そこでは、1999年度から2007年度までの間に実施していた東大医学部（理科Ⅲ類）の入試面接を一時取りやめた経緯、そして、2018年度から再開することにした理由、また面接の方針などについて語られているのですが、「面接は『医師にしてはいけない』学生を見付けるのが目的」で、「悪い子をはじくためのもの」だと北村氏は断言しています。そして、「この学生は、医師にしてはいけない」というのは、例えばどんな学生なのかというインタビュアーの質問に対し、「一番問題なのは、『人の気持ちになれない人』。『人の話を聞けない人』」だと答え、「アスペルガー症候群の学生などは、質問の意味が分からない場合が多い」などと決めつけるかのような発言をしています。また、かつて東大が面接をやらない状況が続いたことで、「閉じこもりだったとか、人格崩壊しているけれど、記憶力がいいとか」の人が東大を受けるようになったことを問題視していることがわかる発言もあります。

基本的には医者しか読まないサイトだと思って油断したのかもしれませんが、差別感情や傲慢さが言葉の端々から滲み出ていて、この人物が受験生の未来を左右する面接官としてふさわしい「人格」の持ち主だとは私には到底思えません。

実はこのインタビューの内容は、『週刊ダイヤモンド』（ダイヤモンド社）の2016年6月18日号にも掲載されていましたが、そちらでは不適切と思われる表現は控えられ、かなり違うトーンとなっています。当時そちらの記事のほうを読んだ人には、この人物が「人格者」として映ったかもしれませんが、それは良識ある担当者によって編集されているからなのです。

この北村という教授は、２０１７年に東大医学部教授というポストを自ら捨てて国際医療福祉大学の初代医学部長になりました。ところがそれからたった5年しか経っていない2022年には退職しています。表沙汰にはなっていませんが、「人格」にかかわる理由での更迭だった（事実だったとしたら「医者にしてはいけない人間」）という話が私の耳には入っていることも、あえて申し伝えておきましょう。

入試面接で優れた研究医になる才能がはじかれる

北村氏の人格はさておき、**先ほどのインタビュー記事から読み取れるのは、東大医学部の入試面接は、「アスペルガー症候群」の学生を、「悪い子」として「はじく」方針で制度設計された可能性が高いということです。**

アスペルガー症候群というのは、現在では自閉症スペクトラム症（ＡＳＤ）と呼ばれる発達障害の一種です。コミュニケーションや社会性に障害があるとされ、特に対人関係において困難を抱えることが多いですが、知的機能や言語の障害はなく、中には一般の人より高いＩＱを持つ人もいます。

発達障害に関する最新の研究をしているのが、ケンブリッジ大学の発達精神病理学科教授のサイモン・バロン＝コーエン博士です。

博士の基本的な考え方は、人間の脳には、他人とうまくコミュニケーションをとったり、合わせたり、人の気持ちを理解したりする「共感脳」と、物事の法則を見つけ出して数式化したり定式化することができる「システム化脳」の2つのパターンがあるというものです。そして「共感脳」のほうがうまく働かない代わりに、「システム化脳」のレベルが高いのが、アスペルガー症候群の人たちだと言っています。

博士の著書である『ザ・パターン・シーカー：自閉症がいかに人類の発明を促したか』（化学同人）によれば、人類の発明や発見を牽引するのは、高度な「システム化脳」を持つ人たち（ハイパー・システマイザー）なのだそうです。それを踏まえ、「未来の発明家、次なるトーマス・エジソンや次なるイーロン・マスクを育成したいと思うなら、一般の人びとの中にではなく、自閉症の人びとや、ハイパー・システマイザーであるがゆえに多くの自閉症の特性を持つ人びとの中にこそ、そうした人たちを見つけられる可能性が高いことに留意すべきだ」とも述べています。

先のインタビューで北村氏は「『医師にしてはいけない』学生を見付けるのが目的」などと言っていますが、文脈からしてこれは臨床医（患者さんの診察にあたる医師）のことを指していると思われます。

けれども、研究なくして医学の進歩はありませんから、臨床医だけでなく、優れた研究医（医療に関わる研究を行う医師）を生みだすことだって医学部の使命の一つであるはずです。

そうであるならば、高度な「システム化脳」を持ち、将来ものすごい研究成果を上げる可能性を秘めた逸材に、「共感力が低い」という理由（しかも面接官の個人的な感覚で）だけで、医学を学ぶチャンスさえ与えないことは果たして正しいことなのでしょうか？

日本の医療界にはスーパードクターは不要なのか

また、アスペルガー症候群の人たちには「人の気持ちがわかりづらい」「相手の立場に立って考えるのが苦手」という弱点はあるものの、驚くほど集中力が高いという強みがあります。

だから、手術の達人になれる可能性も高いと私は思います。実際に手術の達人と言われる人たちにはそういう人が多いのです。

それなのに、アスペルガー症候群という点のみで受験生を落とそうとするその姿勢を見ると、「日本の医療界にはスーパードクターは不要なのか？」と言いたくもなります。

アスペルガー症候群も含め、ＡＳＤの傾向がある人は、周りから見ると、少し変わった人という印象を与えることは確かにあるかもしれません。

でもだからといって、医者としての適性がないというのは完全なる偏見です。

「発達障害」という名前はついていますが、今やダイバーシティ（多様性）の時代なのですから、一種の才能や個性として尊重されてよいはずです。

ハンディを抱えた受験生を正当に不合格にできるシステム

２０２２年7月から２０２４年1月まで日大の常務理事を務めていましたが、その頃、「医学部の入試面接を廃止すれば、学力には自信があるけど発達障害などがあって面接だけは苦手な学生がたくさん集まってきて、偏差値も上がりますよ」と林真理子《はやしまりこ》理事長に進言したことがあります。

けれどもそれに対し理事長は「私、変な人に医者になってほしくない」とはっきりとおっしゃったのです。

さすがにこの反応には私も唖然《あぜん》として、「わかりました。林さんは手術が下手でも、失敗したあとの説明が上手い医者になれるような人材を集めたいということですね」と皮肉で返したのですが、だからといって理事長が考えを改めることはありませんでした。

実は日本大学の医学部の5階建ての本館にはエレベーターがありません。

つまり、これまで車椅子の医学部生は一人もいなかったということでしょう。

もしも今後、新入生の中に車椅子の学生がいたらどうするつもりなのでしょうか？

これは日大に限った話ではありませんし、日大が実際にそうしてきたと言いたいわけではありません。けれども、**何らかのハンディを抱えながら医学部の入試に挑んだ受験生を、「医者としての適性がない」ということにすれば、たとえ学力テストの成績がよかったとしても「正当に」不合格にすることができるのが、「入試面接」というシステム**なのです。

そして実際、性別や年齢という属性での差別は禁止されていますが、障害者差別（発達障害も含む）は堂々とまかり通っているのです。

短時間の面接で医者の適性を見抜けるという傲慢な思い込み

皆さんもよくご存知のように、どの大学の医学部も非常に難関なので、受かろうと思えば、相当な努力を重ねなくてはいけません。

もしも不合格だった場合、成績開示を確認するなどすれば、何が理由で合格できなかったのかは大体わかります。

そのときに学力テストの点数が足りなくて不合格であれば、もう1年頑張ろうという気にもなるでしょう。

しかし、学力テストの点数は十分足りていたのに面接で落ちたということになれば、「君は医者に向いていない」と人格否定されたようなものですから、その心の傷は計り知れないと思います。小さい頃から医者を目指して本気で頑張ってきた受験生であれば尚更です。下手すると自ら命を絶ってしまうことだってあるかもしれないと、私は本当に心配になります。

そのような想像力が働かないのだとすれば、「人の気持ちがわからない」のはむしろ面接官のほうではないかと言いたくなります。

そもそも、入試面接というのは短ければ5分、長くてもせいぜい30分から1時間程度です。たったこれだけの時間接しただけで、相手の何がわかるというのでしょうか。

私は長く精神科医をやっていますが、患者さんの悩みにも影響する性格や考え方などを理解するのには、長い時間をかけて話を聞く必要があることを常々実感しています。

それを考えると、たった1回か2回、しかも30分〜1時間にも満たないような時間で、その受験生に医者の適性があるかないかを見抜くことなど本来であればできるはずはありません。

ところが、面接官である教授たちは傲慢にも「自分たちにはそれができる」と思い込んでいます。彼らはきっと臨床の現場で初めて会った患者さんたちのことも5分も話せばすべてわかると高を括《くく》っているのでしょう。

もしも本気でそう考えているのだとしたら、面接する教授たちはみんなパラノイア（妄想性パーソナリティ障害の一種）を患っているとしか思えません。

異分子はとことん排除するという姿勢のあらわれが入試面接

公正であるべき入試において、それがたとえ不当な理由であっても、落としたい受験生を簡単に落とすことができる面接というシステムに大きな問題があることは明らかです。極めて短い時間で一人の人間の未来を左右しかねない判断を下すという理不尽さも含め、その是非を問う議論はあって然るべきだと私は思います。

それでも、すべての大学の医学部は、入試面接をやめようとはしません。

なぜでしょうか。

それは、**目の前にいる受験生が「自分たち教授にとって」好ましい人物なのかどうか、**を自らの目で確認しておきたいからでしょう。

つまり医学部の教授たちは、自分たちの地位を脅かしたり、メンツを潰したりするような異分子となりそうな人物を最初から排除して、自分たちの言うことを素直に聞く学生だけを招き入れるために、わざわざ時間を割いてまで面接を行っているのです。

そもそも**東大医学部で一度はとりやめていた入試面接が復活した本当の理由は、面接なしで入学してきた医学部の学生有志が、教授たちの研究論文の不正や、研究費の流用などを告発する公開質問状を出すという「事件」が起きたから**です。

この事件に懲りて、やっぱり面接をやらなければダメだという話になったというだけで、要するに「ちゃんと面接でチェックしておかないと、面倒なやつが入ってくるぞ」という教授側の都合でしかないのです。そして、その4年後に入試面接は断行されました。

中には文科省がうるさいから形式的に面接をやっているだけだと言っている教授も何人か知っていますが、82もある全国の大学の医学部すべてで面接がなくなる気配さえないのは、異分子はとことん排除するというのが、医療界のトップに君臨する教授たちの基本的な考えだということなのでしょう。

その時点で医学部の教授たちのほとんどは信用するに値しないと私は思います。

面接の場で堂々と医学部批判すると落とされる!?

とにかく現状を維持することで利権やメンツを保ちたい教授たちにとって、現状を変えようとしたり、問題提起をしたりするような人間は邪魔でしかありません。

彼らはそういう邪魔な人間を黙らせるだけの権力も持っているのですが、**最初から「共感脳」が高く、同調圧力に屈しやすい素直な学生だけを入れておくほうが都合が**

いいのは確かでしょう。

私は面接のない時代に医学部に入ったので、こうやって率直に声を上げたりしているわけですが、自分たちのメンツと利権を守り続けた教授たちにとっては、私のような人間が二度と出てこないに越したことはありません。

だから、**面倒なことを言い出しそうな人間は、面接という「正当な」手段を使って最初から排除しておこうというのが彼らの魂胆**なのです。

アスペルガー症候群の人を排除したがるのも、「医者として患者の気持ちを理解できない」というのは表向きの理由であって、このタイプの人は「場の空気を読むことが苦手」であるせいではないかと私は思います。教授の顔色をうかがうとか、周りに合わせることができない人たちは同調圧力も気にしないので、教授たちにとってはその存在が非常に都合が悪いのです。

だから、アスペルガー症候群でないとしても、面接の場で堂々と医学部批判をしたりすれば落とされる可能性は高いと思います。

実際、国語力が高く私の通信教育のスタッフをし、何人もの生徒を東大や医学部に合格させた優秀な知り合いは、新潟大学の医学部を受験し、学力テストの点数は足りていたのに、面接で教授の言うことに対して少し反対意見を述べたことが影響したのか、結果は不合格だったそうです。

そういう噂は受験生であれば耳にすることが多いはずですし、受験予備校などでもどうすれば面接官である教授の意向に沿った回答ができるかなどを学んだうえで面接には臨むでしょうから、面接官である教授を刺激するようなことをわざわざ言ったりはしないでしょう。言いたいことを言えないとしても、それをよしとしなければいくら勉強しても医学部には合格できないので、そうするしかありません。

つまり**入試面接というのは、そうやって教授のお眼鏡にかなわなければ医療の世界では生き残れないことを最初の入り口で思い知らせるためのシステム**でもあるのです。

教授たちに迎合することで無事に面接を突破した受験生たちが医学部生となり、やがては教授たちの思惑通り「共感脳」だけがやたらと高くて周りに合わせられる医者として育っていきます。

これでは古い常識がいつまでもまかり通り、進歩もしないし、変革も起こらないのは当たり前でしょう。

子どもを人質にした恐ろしい言論封殺システム

すべての医学部の入試に面接を課すことは、自分の子どもを医学部に入れたいと考える多くの医者の口を封じるうえでも有効です。

何せ入試の面接官は医学部の教授が務めるわけですから、彼らの機嫌を損ねるようなことをするのは、とても勇気のいることなのです。

親が今の医療や大学病院、あるいは医学部のあり方に異を唱えることが、子どもの医学部の合否に影響するなんて、そんな理不尽なことはあるはずないと考えるかもしれません。

でも、やろうと思えばそれが簡単にできてしまうのが入試面接というシステムの危うさなのです。

はっきりと数字として結果が出る学力テストの得点を操作すれば東京医科大学で起

こった裏口入学事件のように不正がバレるリスクはありますが、面接なら「医者としての適性がない」という「正当な」理由をつけられます。

実際にそのようなケースがあったかどうかは別として、**我が子を自分と同じように医学の道に進ませたいと考える親にとっては、その可能性があるというだけでも十分な脅威です。**

これはもう子どもを人質にした恐ろしい言論封殺システムだと言ってもよいのではないでしょうか。

会って話をしてみると、「大学病院での臓器別診療は問題だらけだ」というふうに、私と同じような考えを持つ医者も実は多いのだなと感じるのですが、それを公の場で口にしようとする人がなかなかいないのは、この無言の圧力がうまく働いているせいかもしれません。

私の娘が医学部を受験したのにことごとく落とされたという話をしましたが、実はあれも、年齢や性別による差別というより、先述した通りこうやって今の医療界に蔓延る問題に声を上げることを決してやめない和田秀樹の娘であることを面接官の誰かが知っていて、それが理由になった可能性もあるのではないかと私は疑っています。

第2章

医学部教授が蔑《ないがし》ろにする「教育」

「医者の適性」がゼロでもかつては医学部に入学できた

面接が課せられない時代に受験をした私は、学力テストの成績だけで東大の医学部（理科Ⅲ類）に合格し、入学しました。

実は、私の本当の夢は映画監督になることで、医者になろうと思ったのはその資金を稼ぐためです。医者になれば儲かるだろうと考えていただけで、動機は極めて不純だったと言わざるを得ません。また、小さい頃から学力は高いほうでしたが、アスペルガー症候群の傾向があって、人とのコミュニケーションも苦手でした。

今振り返ると、性格もよくはなかったと思いますし、日大の林理事長がおっしゃっていた「医者になってほしくない変な人」というのはかつての私のことかもしれないとさえ思います。

そんな当時の私がもしも入試面接を受けるようなことがあったなら、「医者としての適性」も、「医者になりたいという高い志」も、教授である面接官からすれば「0点」という判断になるでしょうから、医学部に入ることはできず、当然医者にもなれなかったはずです。

大学に入ってからも映画制作のことで頭はいっぱいで、肝心の授業はサボってばかりでした。

お金のためだとはいえ医者になる必要はあったので、試験前になると同級生たちに頭を下げて、ノートを借りたり試験の過去問を回してもらったりしていた私は、周りから冷めた目で見られていたと思います。

「勉強ができるからといってお前のようなやつが医学部に入ると、本気で医者になろうとしてるやつが一人落ちるということがわかっているのか？」などと説教してくる「志高い」同級生も多数いました。

結局、東大医学部での6年間では大きく変わることができませんでしたが、そんな私も、医師国家試験に合格して東大病院の精神神経科・老人科・神経内科で研修医として働き、その後、国立水戸病院神経内科の救命救急センターでレジデント（後期臨床研修医）をやったりする中で人の生死に関わるような場面にも遭遇し、医者という仕事はいい加減な気持ちではできないことを実感するようになりました。ほぼゼロに近かった医者としての自覚が生まれたのです。

素晴らしい師との出会いで生まれた医者としての自覚

本気で心を入れ替えたのは、東京の杉並区にある高齢者専門の総合病院である浴風会病院の精神科で勤め始めた頃からです。

大きな転機となったのは、そこで老年精神医学者の父のような存在の竹中星郎《たけなかほしろう》先生（故人）に出会えたことでした。

これまで35年以上にもわたって高齢者専門の精神科医としてのべ6000人以上もの患者さんたちと向き合い、老年精神医学の世界の臨床でならそうそう負けることはないと自負できる今の私があるのは、竹中先生に多くのことを教えていただいたおかげです。

すっかり改心した私は、どうすれば患者さんの気持ちが理解できるか、どういう伝え方をすれば患者さんを安心させられるかなども先生の姿から真剣に学ばせていただきました。

コミュニケーションが得意でないという自覚があったからこそ、自分なりに勉強もしました。

多くの患者さんたちが「先生に診てもらってよかった」「これからもずっと診てもらいたい」と言ってくださるのも、私が患者さんの気持ちに寄り添える医者になれた証拠ではないかと思っています。

医学部の教授には「教育」という視点が欠けている

医学部に入学した時点では、「医者としての適性」も「医者になりたいという高い志」も0点だった私が、竹中先生という素晴らしい師との出会いによってここまで大きく変わることができたのです。

つまり、何が言いたいのかというと、**医学部に入る時点では「医者としての適性」や「医者になりたいという高い志」がなかったとしても、環境次第で成長もするし、**

師が立派であれば教育の力でいい医者になれる可能性は十分あるということです。

逆に言えば、一定の学力を身につけてきた人間を、「適性がない」とか「医者になりたいという高い志がない」という理由だけで切り捨てようとするのは、医学部の教授たちには「教育」という視点が欠けているということです。

また、対人恐怖の傾向がある人は面接という場面では本来の力を発揮できない可能性がどうしても高くなります。

ただし、対人恐怖症になるのは人の気持ちに敏感であることの証しでもあり、また真面目な人も多いので、とてもいい医者になるポテンシャルを秘めていると私は思います。

森田療法という精神療法の提唱者である森田正馬《もりたまさたけ》氏（故人）が昭和初期に精神科の教授を務めていた東京慈恵会医科大学の医学部のように対人恐怖症の人にも理解ある大学であればその人が秘めたポテンシャルを見抜ける可能性もありますが、そのような知識のない大学の教授たちは、面接時での印象だけで「適性がない」と判断してしまいかねません。

そもそもの話、人間というのは「教育」によって成長するのだということがちゃんとわかっていれば、入試面接をしようなんて発想は出てくるはずがありません。教育の力を信じないような人間を、「教授」などという名前で呼んでいいのか、私は大いに疑問です。

また、学力が高いだけでなく、入学時にはすでに医師としての高い適性や、医者になりたいという強い熱意がある学生ばかりを相手にすればいいのであれば、教える側としてこれほど楽なことはありません。

要するに彼らには、**「たとえ入学時には医者としての適性が未熟だとしても立派な医者に育ててやろう」という気概や覚悟などない**のです。もちろん、私が不真面目だったせいもありますが、東大医学部での6年間で私という人間をたいして成長させられなかったという事実がそれをよく物語っていると思います。

今の医学部は「都合のいい医者」ばかりを育てている

「教育」というのは大学の医学部に課せられている「臨床」、「研修」と並ぶ重要な役割の一つなので、その使命を全うしないことなど本来はあり得ません。

国家試験対策だけをやったり、自分の趣味的な研究を学生にも押し付けたりするようなことはさすがに問題視されるようになり、全大学で共通して取り組むべき「医学教育モデル・コア・カリキュラム」なるものが導入されたりしていますが、それでも今の大学の医学部では、腕がよくて、かつ、患者さんの話をきちんと聞いて、患者さんの気持ちを理解できる、そして人間としても成熟した「いい医者」に育てられるような教育はほとんど行われていません。

熱心にやっているのは、「医者としての適性」だとか「医者になりたいという高い志」を持って入学してきた学生を、教授に気を遣ったり、忖度ができたりする「都合のいい医者」に育てる教育もどきです。

実際、「お前みたいなやつのせいで本気で医者になろうとしているやつが一人落ちる」などと私に説教していたかつての「志高い」同級生の多くは、やがて研究室にこもって臨床を軽視するようになり、患者さんの顔より教授の顔色ばかりをうかがうような医者になっていきました。

入試面接がすべての大学の医学部で行われるようになって以降は、教授の言うことに素直に従うことができる人しか入学してこないので、その傾向はますます強くなっているのではないかと思います。

臨床を教えられる教授が極端に少ないという実態

近年、多少マシにはなっていますが、特に東大をはじめとする国立大学の医学部は「研究重視、臨床軽視」の傾向が強く、臨床を教えられる教授は極端に少ないのが実情です。自分の本業は研究で、臨床は単なるデューティ（義務）だと言って憚《はばか》らない教授もいます。

そういう教授たちのもとで6年間も過ごすわけですから、**腕がよくて患者さんの気**

持ちに寄り添える、真の意味での「いい医者」がなかなか育たないのは当然でしょう。

もちろん研究も大事ではあるのですが、「医者としての適性があるか」とか「医者になりたいという高い志があるか」で入学者を選抜しておきながら、いい医者にするための教育をしないなんて、これほど矛盾した話はありません。

もちろん、人間性も高くて、臨床に力を入れていて腕もよく、患者さん思いでもあるという素晴らしい教授が全くいないわけではありません。

私は一時期、東北大学の医学部の老年内科に呼ばれて非常勤講師を務めていたことがあるのですが、その老年内科の教授というのが、非常に人格者で、患者さんにも若い医者たちにもとても愛想がいいことにとても驚きました。

患者さんに呼ばれると、たとえ診療時間外だとしても、すぐに病棟に飛んで行くのです。

こういう教授のもとで学べば、いい医者に育っていく可能性は高いと思います。

けれども、自分の権力を振りかざすような教授に当たってしまえば、素直な学生ほど教授の顔色ばかりを気にしたり、同じように威張り散らしたりするような医者になっていくのは目に見えています。

これは本人に「医者としての適性」がなかったせいではなく、見本となる教授の責任なのです。

また、「医者としての適性」を見極めるという建前になっている入試面接を突破したことで、「医者に向いている立派な人間だ」というお墨付きをもらったのだという勘違いは、「自分もいずれ教授になって威張り散らしてやろう」などというモチベーションにつながり、結局似たような人間に育っていく可能性がさらに高くなるのではないでしょうか。

ティーチングスキルの高さは求められない医学部教授

そもそも日本の大学の医学部では、教授と名のつく人間のティーチングスキルはほとんど重視されません。

プロ野球チームなどの監督やコーチを選ぶ際には、実績の有無だけでなく、その指導力も少なからず加味されているはずです。スター選手だったというだけで選ばれるケースも確かにありますが、指導力に欠け、結果を出すことができなければすぐにクビになります。

私が国際フェローとして学んだ、アメリカのカール・メニンガー精神医学校では、講師のティーチングスキルに対して非常にシビアでした。

しかも講師を評価するのは、教えられる側の学生です。いい加減な授業をして、学生から「ティーチングスキルが低い」という評価を下されてしまえばクビになるので、教える側も必死です。このようなシステムにすることで、学校側は質の高い教育を保証しているわけです。

日本でも医学部以外の学部では、ティーチングスキルを重視すべきだという声が高まり、たくさん本を書いたり、テレビでコメンテーターをやったりしているような人を教授として迎え入れるケースもぼちぼち見られるようになっています。文章を書いたり話をしたりするのが上手い人は、きっと教えるのも上手いだろうと期待してのことでしょう。

ただし、医学部に限って言えば、教えるのが上手いという理由で、医学部教授になったという人は私が知る限り一人もいません。

だから教育は得意ではないし、そういう教授にとって教育のプライオリティは臨床よりさらに低く、片手間の片手間と言ってもいいくらいだと思います。

私立大学の医学部では、医者として腕のいい人が教授として招聘《しょうへい》されたりもしていますが、あくまでもそれは附属病院の経営面を考えてのことです。

医者としていい腕を持つ教授がいれば病院の評判が上がり、患者さんを呼びやすくなるのは間違いないとしても、腕がいいこととティーチングスキルは必ずしも一致しないので、教育が重視されたわけではないのです。

さらに言うと、腕のよさを買われて教授になるような人の中には、威張り散らしてばかりいる自信過剰気味の人も多いと聞きます。

いくら腕がよくてもそういう教授の下についたところで、いい医者になれるとは思えません。

臨床能力がなくても論文をたくさん書けば教授になれる

国公立大学の医学部で教授になっているのは、その大半が論文を多く書いた人です。逆にいうと臨床を真面目にやっている人は論文を書く暇などないので、教授にはなれません。

つまり、**大学の医学部では、臨床能力の高い人より、論文をたくさん書ける人のほうが出世する、というのが「常識」**です。それこそが医学部を「研究重視・臨床軽視」の傾向に陥れている最大の理由なのです。

テレビドラマにもなった山崎豊子《やまさきとよこ》氏の『白い巨塔』という小説では、いろいろな欲が渦巻く教授選のことが描かれていて、主人公の財前五郎《ざいぜんごろう》はその腕のよさが前教授に嫉妬されて、教授になる道を邪魔されていましたが、この小説が書かれた１９６０年代当時はまだ、国公立大学でも手術のスペシャリストのような人が教授になることが多かったと聞いています。

国公立大学の医学部の場合、新しい教授は、ポストに空きが出たときに医学部全体の教授会によって選ばれるのですが、以前は前任の教授に気に入られている人のほうが有利だったのです。だから、臨床での腕のよさが実際には前任の教授に高く評価され、それが決め手となって次の教授に選ばれるということもけっこうあったのではないかと思います。

ところがそれだと前任者の意向が働きすぎるということで、あるときから、前任の教授は教授選に参加してはいけないということになりました。

それ自体はもっともな話なのですが、そうすると、もともと教授の数が少ない眼科だとか、皮膚科などの次の教授は、その科の教授が一人もいない中で選ばれることになります。

大学病院というのは完全なる縦割り社会なので、よほど目立つことをしない限り、よその科の誰かの臨床の腕など知る由もありません。だから、判断の基準となるのは論文の数くらいしかないのです。

その結果、論文をせっせと書くような人しか教授になれなくなり、いつの間にか「研究重視・臨床軽視」にどんどん拍車がかかってしまったのです。

精神科の主任教授に心の専門家がいないことが意味するもの

論文の多さが教授を選ぶ際の決め手になりやすいのは、大学の国際競争力を高めるためと称して、論文をたくさん出す大学に補助金をつけるという文科省の方針も大きく影響しているのではないかと思います。

臨床そっちのけの人間を教授にしていいのかという声は、厚労省のほうからも上がってはいるようですが、文科省は聞く耳を持たないようで、その論文重視の傾向に歯止めがかかる気配はありません。

実際、全国には医学部の精神科が82もあるというのに、カウンセリングや精神療法（心理的な手段を用いて患者の心身に働きかける治療法）などの心の治療の専門家が主任教授になっているところは一つもありません。

なぜなら生物学的精神医学（脳や薬）の研究者や薬物療法中心の人のほうが圧倒的に多くの論文を書けるからです。

先に紹介した皇后雅子さまの主治医である大野裕氏も認知療法の権威で、カウンセリングに力を入れている方です。だから慶應義塾大学の健康保健センターの教授にはなれても、医学部精神科の教授にはなれなかったのです。

心の治療の専門家が教授たちによる選挙では選ばれていないことを考えると、医学部の教授たちが、心の問題というものを軽視していることは明らかです。

そんな考えの人たちだからこそ、必死に勉強を頑張ってきた受験生を面接で落とすようなことが平気でできるのでしょう。それがどれだけ受験生たちの心を傷つけることになるかなど、想像しないのだと思います。

患者さんと目を合わせようともしない医者が育つ理由

指摘する人があまりいないのが不思議なのですが、精神科の教授に心の治療の専門家がいないことの弊害は決して小さくありません。

医学部の学生が患者さんの心について学べるのは、基本的には精神科の授業だけです。それなのに、精神科の教授が生物学的精神医学の研究者や薬物療法中心の人に偏っていると、授業では「ドーパミンが増えると統合失調症になる」とか、「セロトニンが減るとうつ病になる」といったことばかり学ぶことになるのです。

現在の東大医学部の精神科教授は、「患者の話なんか聞くから誤診するんだ、画像だけを見ていればいいんだ」などと、医局員に教えていたという話を東大から逃げて別の病院で研修することになった医者から聞いたことがあります。

もちろんこれは極端な例ですが、生物学的精神医学の研究者や薬物療法中心の人からだけしか学ぶことができない医者の卵たちが、そういう発想に陥らない保証はありません。

生物学的精神医学や薬物療法を学ぶこともももちろん大事です。

でも、**カウンセリングや精神療法などを教えられる人が教授になれば、こういうふうな接し方をすれば患者さんは安心するとか、痛みや治療に対する恐怖心をこうすれば和らげてあげられるというようなことも学生たちはしっかりと学ぶことができるで**しょう。たとえ精神科医にならなかったとしても、彼らが患者さんの心に寄り添える医者になるためには必要な学びであるはずです。

「人の気持ちになれない人」や「人の話を聞けない人」は最初から入試面接ではじいているのだから、そういう教育をする必要はないというのが医学部教授陣の考えなのかもしれません。

でも「この先生はちゃんと話を聞いてくれるな」とか「こちらの気持ちをわかってくれるな」と感じさせてくれる「いい医者」になっている人なんてほとんどいないことは、診られる側にいる皆さんが一番ご存知なのではないでしょうか。

心の専門家を教授に選ぼうとしないせいで、学生たちが「心」を学ぶ大事な機会を奪っていることを問題だとも思わず、そのまま放置している時点で、日本の大学の医学部は、「患者の気持ちなどどうでもいい」などと考えているのではないかと疑いたくもなります。そして、そういう人たちが面接をしているのです。

もともとはコミュニケーション能力が高かったはずの人間さえも、電子カルテのほうばかり見て、患者さんと目を合わせようともしない医者に育てるのが、今のほとんどの医学部のやり方なのです。

『ブラックジャックによろしく』でも描かれた医局の真実

大学病院で働くほとんどの医者が望んでいるのは、たくさんの患者さんを診ることではなく、医局のヒエラルキーにおいて、一つでも上の階級に上がり、あわよくば教授、あるいはその上の病院長にまで上り詰めることです。そのためには、たくさん動物実験をするなどして、1本でも多くの論文を書かなくてはなりません。

大学病院を舞台にした『ブラックジャックによろしく』という漫画には、**大学の医局（診療科ごとに分かれた教授をトップとするピラミッド型の組織）に属する医者というのが、いかに臨床そっちのけで実験ばかりに手を出している**のかがよくわかるエピソードがたくさん出てきますが、まさにあれが大学病院のリアルなのです。

大学の医学部を卒業して医師国家試験に合格したあとの2年間は、研修医として実務を学ぶことになりますが、指導医（臨床研修指導医）の多くは助手という立場なので、この先の出世の階段を上って、ゆくゆくは教授になりたいと思えば、論文を書くことをおろそかにするわけにはいきません。研修医の指導をいくら頑張ったところで、出世とは無関係なのです。

だから中には、指導なんてそっちのけで病棟にいるより研究室にいる時間のほうが長い人さえいます。そうして**論文をたくさん書いたニセ指導医のほうがむしろ出世するというのが大学病院のシステム**なので、そんな実態を目の当たりにすれば、研修医のほうだって臨床を一生懸命やる意味がわからなくなるのではないでしょうか。

いい医者を輩出できるか否かは教育者でもある教授次第

私が研修医をしていた東大病院の神経内科の指導医はいつも側にいて丁寧に指導をしてくれたので、私はとても恵まれていたと思います。

ただ、その前に老人科（現・老年病科）で研修医をしていたときの指導医はバイトに明け暮れて何も教えてはくれず、しかも、教授の前で恥をかかされたなどと言いがかりをつけて、私の首を締めてきたことさえあります。

指導医が素晴らしかった神経内科でその後教授になった人がまさに、皇室医務主管を務めていた金澤一郎氏で、指導医がひどかった老人科のほうの当時の教授は、あえて名前は出しませんが、広尾のガーデンヒルズに愛人を囲い、ベンツのSクラスとジャガーで病院に通っていたと『週刊新潮』に実名で報道されたことで、製薬会社との癒着が噂されることになったにもかかわらず、名誉棄損で訴えなかった人物です（訴えていないのは報道内容が事実だったからではないかと言われています）。

このように教授の人格というのは指導医の態度にも影響するのです。当然それは研修医のモチベーションをも左右するでしょう。

やはり、**いい医者を輩出できるか否かは、教育者でもある教授次第**なのです。

論文の数の多さだけを基準に、研究ばかりしている人間のほうが有利になるようなシステムで、金澤氏のような教育者としての人格をも備えた、真の意味で教授にふさわしい人物であるかどうかを測ることなどできるのでしょうか？

2004年にスタートした「新臨床研修制度」の目的とは？

医学部を卒業した後はそのまま出身大学の医局に入り、単一診療科で2年間の臨床研修をするというのが、かつては一般的でした。

ただ、それだと専門分化型の医療が進みすぎることを危惧してか、医師としての人格を涵養《かんよう》することや、患者を全人的に診ることができる基本的な診療能力を修得すること、そして研修に専念できる環境を整備することを目的に、2004年4月から「新臨床研修制度」が導入されています。

新たな制度では、いろいろな科を回り、残りの期間は自分の選択した科で研修することが定められました。

なお、自分の専門科をどこにするのかは、初期臨床研修が終わったあとに決定します。

実は「新臨床研修制度」が始まって以来、大学病院での研修よりも一般病院での研修を希望する研修医が増え、医局が手薄になった大学病院が続出しています。

例えば2024年度は、大学病院にマッチングされた研修医は全体の35・4%でした。これは実際にマッチングされた研修医の割合であり、希望マッチング先の1位に大学病院を挙げた研修医はわずか23・5%です。

岩手医科大学で学長を務め、その後理事長になった小川彰《おがわあきら》氏（故人）は、この新制度のせいで卒業生がみんな東京に行ってしまって大学病院に残る研修医が減り、田舎の医者不足が深刻になったなどと言って政府に要望書を何度も提出し、新聞などでもそれを訴えました。

けれども実は岩手医大付属病院に研修医が集まらなかったのは、研修医がすぐ近くの岩手県立中央病院に集まっていたからでした。その病院は、臨床を一生懸命やる病院として、研修医の間でもよく知られていたのです。

しかも、こういう嘘つきを野放しにしてはいけないと思った当時の厚労省が発表した資料によると、岩手県全体で見ると臨床研修に訪れる研修医は新制度が導入される前より倍近く増えていました。岩手県だけでなく、都市部の6都府県（東京都、神奈川県、愛知県、京都府、大阪府、福岡県）以外の地域では研修医の採用実績の割合は年々増えていますし、最も研修医が減ったのは東京都なので、岩手医科大の学長の要望書はバレないと思ってついた嘘だと言っていいでしょう。

研修医が減ったことで人手不足が深刻になるという不思議

大学病院に研修医が残らないのは、都市部で働きたいからなどではなく、大学病院での臨床のお粗末さを医学生時代から知っている研修医たちからそっぽを向かれた結果なのです。

また、ちょっと考えればすぐにわかることですが、研修医が減ればそれを教育する指導医の数も減らせるので、本来ならば人手はむしろ浮くはずです。つまり、研修医が減ったから医師不足になるなどというのは、実はおかしな話なのです。

研修医がいなくなったせいで大学病院に医師不足が起こるのは、ろくな指導もせず、未熟な研修医に臨床を任せきりになっている何よりの証拠なのではないでしょうか？

大学に残る研修医が減ったのは本気で臨床を学ぼうという研修医たちの姿勢のあら

われでもあると思いますし、臨床軽視の大学病院の実態が多少なりとも世間に知らしめられたという意味でも、また、研修医たちがたまたま所属した医局のトップの教授の専門の研究や臨床しかトレーニングできないという事態にならずに済むようになったという意味でも、「新臨床研修制度」の導入はいい判断だったと私は思っています。

ただ一方で心配なこともあります。

それは大学病院側が、研修医が残ってくれないことに本気で危機感を抱き、医学部の入試面接において、教授の言うことを素直に聞けるかどうかを重視する傾向がますます強まってしまいかねないことです。そういう人間なら、何の疑問も持たずに（あるいはその場の空気をちゃんと読んで）大学の医局に残ってくれるでしょうから、教授たちにとってとても都合がいいからです。下の人間がいなくなると威張ることもできなくなるので、教授たちはこれまでより、悪い意味で「真剣に」面接するようになるかもしれません。

そうやって、患者さんに本気で向き合ういい医者を生む可能性をも潰しかねないのが、入試面接の罪なのです。

総合診療医がなかなか育たない本当の理由

研修医たちがさまざまな診療科を回ることを義務付けた「新臨床研修制度」の導入は、先ほども書いたように「患者を全人的に診ることができる基本的な診療能力を修得すること」が大きな目的で、要するに「総合診療医」の育成のための施策でした。ところが、総合診療ができる医者が順調に育っているかというと、残念ながらそうはなっていません。

なぜかというと、**いろいろな診療科で学んだとしてもそれは臓器別診療の足し算でしかなく、患者さんを全人的に診る総合診療とは別もの**だからです。

例えば、呼吸器内科、循環器内科、消化器内科、神経内科と4つの診療科を回って研修してきたとしても、いざ治療の際にはそれぞれの症状を個別に見ることになります。だから結局「呼吸器の病気にはこの薬を、循環器の病気にはこの薬を」と、病気の数だけ薬を処方することになるのです。臨床研修もせず、「基礎的な勉強をした」というだけの医者が医学ハンドブックなどを参照しながら専門外の診療をするよりは多少マシというだけで、本質的なデメリットは変わりません。

いろいろな不調を個別に治療するのではなく、何を優先的に治療すれば最も患者さんの負担が少なくて済むか、とりあえず先延ばしにしても問題がない治療は何か、また、できるだけ薬を減らすにはどうすればいいか、といったことを判断するといったような「総合的な診療」をするのが総合診療医です。

つまり、総合診療医になるには総合診療のトレーニングが必要なのであって、単にいろいろな科を回って研修すれば総合診療ができるというわけではありません。

さらなる問題は、日本には総合診療を教えられる人がほとんどいないという実態です。

「総合診療科」なるものを掲げる大学の医学部もありますが、スタッフもごく少数しかおらず、ほとんど機能していないケースが大半です。

高齢化が進み、医療費が膨らみ続けている日本にとって、最も必要とされるはずの総合診療医を育てる環境がなぜ整わないのか。

それを阻むのが、入試面接を廃止しようとしない、また仮に廃止しようという声があったとしてもそれさえ権力で封じ込めてしまう大学医学部の教授たちの傲慢さだと私は思っています。

次の章では、教授たちの思惑通り、入試面接がこのまま維持され、上に物言わぬ医者だけが増えていくことで、医療を受ける側の皆さんにどんな悪影響が及ぶのかについてお話ししていきます。

第3章

入試面接でヤバい医者がつくられ放題

日本老年医学会は製薬会社との癒着で高齢者を薬漬けにしてきた

厚生労働省が5年に一度発表している都道府県別の平均寿命を見ると、２０２０年時点で長野県に住む人の平均寿命は男性82・68歳で全国2位、女性は88・23歳で全国4位です（P95の表1を参照）。一方で、２０２１年の一人当たりの後期高齢者医療費は全国で34位でした（P96の表2を参照）。

これは一時的なことではなく、長野県は一人当たりの老人医療費が安く抑えられているにもかかわらず、平均寿命はずっとトップクラスで推移していることで有名な県なのです。

高齢者の有職率の高さなど考えられる要因はいろいろありますが、まず挙げられるのは、**長野県が日本老年医学会で認定された老年医療の専門医が最も少ない県の一つだから**だと私は考えます。

老年医療の専門医が少ないから高齢者が元気だなんて、普通に考えるととても不思議な話のように思えるでしょう。

表1　都道府県別の平均寿命（2020年）

（単位：年）

順位	男		女	
	都道府県	平均寿命	都道府県	平均寿命
	全　国	81.49	全　国	87.60
1	滋　賀	82.73	岡　山	88.29
2	長　野	82.68	滋　賀	88.26
3	奈　良	82.40	京　都	88.25
4	京　都	82.24	長　野	88.23
5	神奈川	82.04	熊　本	88.22
6	石　川	82.00	島　根	88.21
7	福　井	81.98	広　島	88.16
8	広　島	81.95	石　川	88.11
9	熊　本	81.91	大　分	87.99
10	岡　山	81.90	富　山	87.97
11	岐　阜	81.90	奈　良	87.95
12	大　分	81.88	山　梨	87.94
13	愛　知	81.77	鳥　取	87.91
14	東　京	81.77	兵　庫	87.90
15	富　山	81.74	神奈川	87.89
16	兵　庫	81.72	沖　縄	87.88
17	山　梨	81.71	東　京	87.86
18	宮　城	81.70	高　知	87.84
19	三　重	81.68	福　井	87.84
20	島　根	81.63	佐　賀	87.78
21	静　岡	81.59	福　岡	87.70
22	香　川	81.56	香　川	87.64
23	千　葉	81.45	宮　崎	87.60
24	埼　玉	81.44	三　重	87.59
25	佐　賀	81.41	新　潟	87.57
26	山　形	81.39	鹿児島	87.53
27	福　岡	81.38	愛　知	87.52
28	鳥　取	81.34	岐　阜	87.51
29	新　潟	81.29	宮　城	87.51
30	徳　島	81.27	千　葉	87.50
31	宮　崎	81.15	静　岡	87.48
32	愛　媛	81.13	山　口	87.43
33	群　馬	81.13	徳　島	87.42
34	山　口	81.12	長　崎	87.41
35	和歌山	81.03	山　形	87.38
36	長　崎	81.01	大　阪	87.37
37	栃　木	81.00	和歌山	87.36
38	鹿児島	80.95	愛　媛	87.34
39	北海道	80.92	埼　玉	87.31
40	茨　城	80.89	群　馬	87.18
41	大　阪	80.81	秋　田	87.10
42	高　知	80.79	北海道	87.08
43	沖　縄	80.73	岩　手	87.05
44	岩　手	80.64	茨　城	86.94
45	福　島	80.60	栃　木	86.89
46	秋　田	80.48	福　島	86.81
47	青　森	79.27	青　森	86.33

（参考：厚生労働省）

表2　都道府県別1人当たり後期高齢者医療費

令和3年度			前年度比	順位
1	福岡	1,173,102	3.05%	9
2	高知	1,172,055	1.69%	35
3	鹿児島	1,110,475	2.05%	26
4	長崎	1,088,251	1.38%	39
5	佐賀	1,084,321	2.26%	22
6	熊本	1,075,429	2.66%	16
7	北海道	1,065,080	1.26%	40
8	徳島	1,064,552	0.98%	43
9	大阪	1,062,990	1.92%	29
10	大分	1,052,999	1.98%	28
11	広島	1,039,324	1.71%	34
12	京都	1,027,254	2.85%	13
13	山口	1,013,444	1.14%	41
14	兵庫	1,010,760	2.46%	21
15	沖縄	1,002,500	0.77%	45
16	香川	985,894	2.91%	11
17	石川	971,667	1.98%	27
18	岡山	967,452	2.08%	25
19	愛媛	963,074	1.09%	42
20	和歌山	956,015	1.86%	30
21	愛知	947,455	3.23%	7
22	鳥取	945,251	2.67%	15
	全国	940,512	2.55%	
23	島根	938,441	1.38%	38
24	東京	937,805	4.24%	1
25	富山	929,039	2.91%	10
26	奈良	928,775	1.68%	36
27	福井	918,020	3.64%	5
28	宮崎	911,360	2.50%	19
29	滋賀	908,783	1.71%	33
30	神奈川	874,502	4.18%	2
31	山梨	861,783	3.74%	4
32	岐阜	860,519	3.18%	8
33	群馬	858,693	2.68%	14
34	長野	842,323	2.86%	12
35	宮城	842,258	2.16%	23
36	三重	840,847	1.73%	32
37	埼玉	840,668	2.65%	17
38	茨城	839,082	2.10%	24
39	山形	835,670	2.47%	20
40	栃木	833,341	2.59%	18
41	千葉	825,420	3.76%	3
42	静岡	819,134	3.25%	6
43	福島	817,047	0.63%	47
44	青森	811,423	0.74%	46
45	秋田	808,732	0.89%	44
46	岩手	767,405	1.76%	31
47	新潟	754,149	1.48%	37
1位と47位との格差		1.555倍		
福岡県と全国平均との格差		1.247倍		

（参考：厚生労働省）

でも、これは事実です。

なぜそんなことになるのかというと、老年医療の専門医というのが、私に言わせれば頭でっかちのニセモノばかりだからです。

実は老年科の教授の大半は、呼吸器科や循環器科など老年医療以外の出身です。ライバルが多い呼吸器科や循環器科だと教授になることができなかったため、代わりのポストとして老年科の教授のポストを与えられるケースが非常に多いのです。

これまでの話からすると、この人たちが教授になれなかったのは、臨床を一生懸命やっていたからというふうにも受け取れますが、そんなことはありません。はっきり言えば、ろくな論文が書けなかった人たちなのですが、呼吸器科や循環器科というのは医学部の中でもとりわけ力を持つ科なので、ここの教授たちが自分の部下に別の科のポストをあてがっているのでしょう。

そうやって選ばれた医学部老年科の教授が日本老年医学会の役員となり、老年医療の専門医になるための試験問題をつくっています。老年医療の臨床のことなど全くわからない人たちが問題をつくれば、理論重視の内容になるのは当然です。

そんな試験なら臨床に強くなくても机上の勉強さえできれば対応できます。その試験にパスしたというだけで専門医を名乗るようになった医者が、老年医療の現場でのスペシャリストになどなり得ません。高齢になるほど個人差も大きくなるので、老年医療というのは杓子定規の知識だけではとても太刀打ちできないのです。

しかも、老年医療の専門医の集まりである「日本老年医学会」は、最近でこそ「高齢者に薬を使いすぎてはいけない」などと言い出していますが、**高齢者に対する薬の適正使用についての研究を一切することなく、むしろ高齢者を薬漬けにして製薬会社を儲けさせてきた張本人**です。前述した『週刊新潮』に実名報道され製薬会社との癒着がささやかれるようになった東大病院老年科の元教授はこの学会の理事長でもありました。

日本老年医学会で認定された老年医療の専門医が最も少ない長野県の後期高齢者医療費が安い理由の一つはまさにそれです。そのおかげで薬漬けから逃れられているというのも、長野県の人たちの平均寿命が長い理由の一つなのでしょう。

長野県の高齢者の健康を守っているのは総合診療医

長野県には信州大学の医学部がありますが、その影響力は他県より弱いとされ、その附属病院に勤める専門医も少ないという特徴があります。

長野県の最も大きな特徴は、農村医療の父と言われた若月俊一《わかつきとしかず》先生をリーダーとした佐久総合病院や、作家としても活躍されている鎌田實《かまたみのる》先生の諏訪中央病院などを中心とした地域医療運動が盛んで、そこで重要な役割を担う**総合診療医の数が多い**ことです。**佐久総合病院も諏訪中央病院も日本老年医学会の認定施設には選ばれていな**

いこともここに記しておきましょう。

高齢者の健康を守ることと、医療費を抑えることを両立しているという意味で、長野県型の医療、つまり総合診療医がその手腕を発揮する医療が、超高齢社会の医療モデルとなりうることは明らかなのです。

「新臨床研修制度」の導入など、専門分化型の医療から総合診療型の医療への移行の方向性は一応打ち出されてはいます。

しかし、現実にはそのような改革はほとんど進んでいません。

初期研修の後に専門医の資格を取るハードルが以前より高くなったせいで、専門科以外の勉強をあまりしなくなるドライブがかかってしまった面もあり、日本の医療の主流は専門分化、つまり臓器別診療主体であるという状況は変わっていません。

総合診療科なるものを新設したりしていますが、専門科のワンノブゼムの扱いでは、医療の潮流が変わるようなことはあり得ないでしょう。実際、「新臨床研修制度」が導入されて20年も経つというのに、新たに総合診療医として採用される医者の割合は全専門医の3％程度しかいないのです。

例えばイギリスでは、全医師の半数が、「General Practitioner（ジェネラル・プラクティショナー）」と呼ばれる総合診療医ですから、これはもう雲泥の差があると言わざるを得ません。

超高齢者社会への対応を本気で考えるのであれば、例えば、総合診療科だけ教授の数を20人にするとか、助手の数を１００人にするなどの優遇措置を講じるべきなのですが、現状のままではおそらくそれは叶わないでしょう。

そんなことをすれば、今いる他の科の教授たちの専門医としての立場が軽んじられることになり、医療界に及ぼす影響力も失って、既得権益も剝がされてしまいかねないからです。

つまり、自らのメンツや利権を守りたい教授たちの一存で、待ったなしであるはずの医療の変革が阻まれているのです。

薬の飲みすぎの弊害は高齢者ほど深刻である

専門分化型の医療から総合診療型の医療への移行が進まない限り、高齢者は不調の数だけ薬を処方され続けます。教科書通りの診療であれば、一つの病気に対して3～4種類の薬を出すのが「正解」なので、実際には、不調の数×3くらいの種類の薬を飲まされているのではないでしょうか。

誤解のないように申し上げておきますが、私は何も、薬を一切飲んではいけないとか、すべての薬がダメだと言っているわけではありません。

ただし、薬の飲みすぎには明らかに弊害があります。だから、数々の書籍で私も繰り返し警鐘を鳴らしているのですが、特に高齢者の場合はその影響は深刻です。

なぜかというと、**高齢になるほど肝臓や腎臓の機能が落ち、薬を分解したり使い切れなかった成分を排泄したりするのに時間がかかる**からです。

薬を飲むと15～30分後の血液中に流れる薬の濃度が最も高くなりますが、一定の時間が経つとその血中濃度は半分くらいになります。それまでに要する時間のことを

「半減期」といい、薬の種類によっても異なりますが、多くは8時間から半日ほどだとされています。

薬を処方されるときに、一日に2回飲んでくださいとか3回飲んでくださいとか言われると思いますが、その根拠になるのも「半減期」です。血中濃度が半分くらいになるタイミングで次の薬を飲めば、効果を持続させることができるので、そのような指示が出されるのです。

ただし、若い人であれば半減期が6時間くらいの薬でも、高齢者の場合は8時間くらい経っても血中濃度が高いままで、実際の半減期は12時間以上になるということはザラにあります。高齢の患者さんに対してはその点を考慮して、薬の量を調整するのが常識だと私は思うのですが、それが考慮されずに処方されてしまうケースは驚くほど多く、ただでさえ高齢者は体に薬が蓄積しやすい傾向にあるのです。

過剰に残った薬は、もはや薬ではなく、毒となる可能性のほうが高いと言わざるを得ません。

それだけでも問題なのに、**総合診療という発想のない臓器専門医は体のあちこちに**

不調を抱えた高齢者に対し、それぞれの不調に応じた多種類の薬を「足し算処方」するのです。

そんなことをすればあっという間に薬漬けになり、かえって健康を損ね、場合によっては命を縮めることにもなりかねません。

総合診療型の医療への移行が阻まれるせいで、この国の高齢者はそういう危険に日々さらされているのです。

高齢の患者さんに必要なのは総合的な観点からの診察

例えば循環器内科の専門医は患者さんのコレステロール値が基準値より高いと見るや、薬を使ってでもそれを下げようとします。コレステロール値が高いと心筋梗塞のリスクが高くなるとされているので、循環器内科の観点から見ればそれが正しい治療であるからです。

若い人の場合はピンポイントに問題が起きていることが多いので、それでもいいのかもしれませんが、体の不調の数が増えてくる高齢者の場合は一つの観点だけにとらわれない総合的な観点からの診察が必要です。

コレステロール値を無理に下げたことで男性ホルモン値の減少や免疫力の低下が進んでしまうことを考え合わせてもなお、目の前の患者さんのコレステロール値を下げるほうがいいということになれば薬を出すかもしれませんが、「そのほうがやる気も出て元気に過ごせるのなら多少コレステロール値は高めでもあまり気にしなくていいよ」と言ってあげられるのが、総合診療医なのです。

総合診療医は患者さんの不調を片っ端から治療しようとするのではなく、不調の大元にある原因は何なのかとか、どの不調に患者さんが一番困っているのかという見方をします。だから高齢者の場合も大量の薬を飲まずに済み、副作用に苦しむようなこともなくなります。

総合診療が進めば手取りが年間7~8万円増える可能性がある

昨今、医療費の増大が問題となっていて、その皺寄せが高い社会保険料（健康保険料・介護保険料）となって若い世代に降りかかっているため、増え続ける高齢者に恨み言を言う人がいます。

要するに「高齢者が医療費を使いすぎるから、若者世代の負担が増えている」というわけです。

けれども、**高齢者の医療費がかかりすぎている本当の理由は、過剰な薬剤費**にあります。

日本の医療費の約4割は薬剤費だと言われていて、これ自体世界的に見ても非常に高い水準なのですが、高齢者に限って言えばもっと高い割合になるでしょう。

何しろ、複数の不調を抱える高齢者に対し、安易に「足し算処方」し続けているのですから、そのような結果をもたらすのは当たり前です。

社会保険料が高くなる一方なのも、超高齢社会が進んでいるにもかかわらず、専門

分化による臓器別診療を中心とする医療スタイルから脱却しないためなのです。

2022年の10月から、一定の所得がある高齢者の医療費自己負担が1割から2割へと引き上げられましたが、有無を言わせず薬漬けにされた側に金銭的な負担まで強いるとはどういう神経なのかと私は怒りを覚えます。

総合診療医であれば、10種類以上もの薬を出すことは普通に考えればあり得ないので、おそらく処方する薬の種類は3～4種類に抑えられます。

外来薬剤費は年間で約8兆円かかっていると言われていますので、仮にそれが半分の4兆円になるだけで、単純計算ではありますが年間7～8万円程度は給料から引かれる社会保険料は減るでしょう。

つまり、皆さんが「社会保険料が高すぎる」と文句を言う相手は高齢者ではありません。

恨むべきは、それを減らすことができる医療への変換を阻んでまでも、自らのメンツや利権を守ろうとする医学部の教授たちなのです。

近藤誠氏の論文が激しい批判にさらされた理由

医学部の教授たる人たちなのだから素晴らしい人格者の集まりだと誤解している人は、彼らが世の中の人たちの健康を犠牲にしてまで、自分たちのメンツや利権のほうを大事にするなどというのはにわかには信じられない話かもしれません。

でも、そうだとしか考えられない例はいくらでも挙げることができます。

例えば2022年に亡くなられた医師の近藤誠《こんどうまこと》氏は、慶應義塾大学医学部を主席で卒業し、同大学の放射線科に入局した後30代で専任講師になるという、エリート中のエリートと言っていい方でした。また、アメリカへの留学経験もあり、非常に勉強熱心な方でもあったのです。

そんな近藤氏はあるとき、『The New England Journal of Medicine』という世界で最も権威のある医学雑誌の一つで、乳がんの患者さんの治療に関し、「リンパ節への転移などがなければ、がんの部分だけを取って放射線を当てる乳房温存術でも、乳房全部を切除する全摘術でも、再発率や全生存率には差がない」というデータを目にします。この事実はとても衝撃的なものでした。

なぜなら当時の日本の医学界では、がんは大きく切除するのが一般的で、乳がんの場合も、転移の有無など関係なく、リンパ節なども含めて乳房を丸ごと切除し、大胸筋までも取り去るのが常識だったからです。ただ、乳がんの全摘術は後遺症が残りやすいことに加え、患者さんにとっては美容面、精神面の負担も大きいものでした。そんななか、乳房を温存できる新たな治療法があるとするこの論文の内容は、乳がんを患う人にとっての朗報だったのです。

そこで近藤氏は、患者さんたちへの啓蒙のため、1988年に「乳がんは切らずに治る――。治癒率は同じなのに、勝手に乳房を切り取るのは、外科医の犯罪行為ではないか」という論文を『文藝春秋』に寄稿します。

ところがこれに対し、同じ慶應義塾大学医学部の外科の教授たちが猛反発し、「近藤誠というのはとんでもない医者だ」と激しい批判を繰り返したのです。

患者さんにとってみればいいニュースであるはずなのに、なぜ彼らは反発したのか？

答えは簡単です。

これまで「乳房を全部取らないと再発するぞ、命を落とすぞ」と患者さんたちに言い続けてきた手前、それが間違っていたとなると、自分たちのメンツが潰れてしまうからです。

メンツを守るためなら患者思いの医者も潰す医療界

医学というのは常に進歩します。だから新しい治療法が出てくるのは当然で、それは医学全体や患者さんにとって大きなメリットをもたらします。

ところが、日本の医学部の教授たちは、とにかくプライドが高くて、威張りたい人たちばかりなので、自分たちに都合の悪いこと、不利益になることは、それがどれだけ患者さんのためになることでも、積極的に認めようとはしません。「新たな常識」によって、自分たちのメンツが潰されてしまうようなことは、絶対にあってはならないのです。

だから新たな風を吹かせるような人間も徹底的に排除しようとするのです。

とりわけ外科の教授陣というのは大学病院において非常に強い権力を持っています。そんな外科の教授たちを敵に回してしまった近藤氏は、専任講師まで順調にエリートコースを歩んでいたにもかかわらず、これがきっかけで出世の道を完全に閉ざされてしまい、定年退職を迎えるまでそれ以上の役職に就くことはありませんでした。

もしかするとほかの科の教授の中には、近藤氏の説を受け入れるべきだと内心では考えている人がいたのではないかと思います。

けれども、外科の教授たちを怒らせてしまえば、自分にも火の粉が降りかかりかねません。それを恐れて結局はダンマリを決め込んだということなのでしょう。

これほどの先進性と見識があった近藤氏であれば、別の大学の医学部に移れば教授になることができたのではないかと思うかもしれませんが、現実にはどこからも声はかかりませんでした。どこの医学部でも外科の教授の発言力が強いという状況は変わらないからです。

「(これからの自分がどうなるかシミュレーションすると)書いてしまったら医療界

で村八分、大学でも万年講師だろうというものだった。それでもやはり、理論とファクトに忠実でいたかった。『温存療法でいい』というデータが出ているのに、なぜ切り続けるのか――。ごく単純な疑問というか、怒りだ」

当の近藤氏は当時のことをインタビューでこのように振り返っています。

また、別のインタビューでは、「**神か仏から見れば最善ではないかもしれないけれど、少なくとも目の前にいる患者には、今日の時点で最善だと思った治療を提供したいということ。間違ったことをすると、彼ら、彼女らが命を縮めたり、生活の質が落ちたりするかもしれない。それは、絶対に避けたいのです**」とも語っていらっしゃいます。

驚くかもしれませんが、こんなふうに患者さんのことを第一に考える医者を、自分たちのメンツのために平気で潰すのが日本の医学部教授たちの今も変わることがない実態なのです。

外科医のメンツのために患者は乳房の全摘手術を受けさせられ続けた

２００３年を過ぎる頃から、近藤氏が提案した乳房温存療法が、早期乳がんの標準的な治療法となりました。なんのことはない、近藤氏を排斥しようとした外科教授のほとんどがその時期に定年退官したからです。

ただし１９８８年にあの論文が発表されてから実に15年もの年月が流れていました。**それまでの15年間、外科医のメンツのために、乳房温存療法でよかったはずの多くの患者さんが、「そうしないと再発するぞ」とか、「命が縮まるぞ」などと脅されて、全摘手術を受けさせられたのです。**これは訴訟になってもいいレベルの話ではないかと私は思います。

医療界全体を支配するニセ常識はいくらでもある

新たな研究結果が出るなどしてそれが間違っていたことが明らかだとしても、力のある医学部の教授たちが既存の学説こそが絶対正しいなどと言っているうちは、市民病院などの医者や開業医も含め、ほとんどの医者がそれに従います。つまり、ニセ常識に医療界全体が支配されるのです。

だから、コレステロール値が少し高めだったり、ＢＭＩ（Body Mass Index：ボディマス指数／肥満度を表す体格指数）が日本では肥満と分類される25－30の群だったりする人たちが一番長生きしているというデータが日本でも海外でもたくさん出ているなかでも、多くの医者は、コレステロール値を下げろとか、もっと痩せろなどと言い続けているわけなのです。

糖尿病の人の治療にしても、アメリカの国立衛生研究所の下部組織の主導で行われた大規模な調査（アコード試験）で、ヘモグロビンＡ１ｃ（HbA1c／赤血球中のヘモグロビンとブドウ糖が結合した糖化タンパク質の割合を示す検査値）を当時正常とされていた6％にまで厳格に抑え込む治療と、7～8％ぐらいまでマイルドに抑える治療を比較したところ、マイルドに抑える治療のほうが明らかに長生きできるというデータが２００８年には出されています。

しかし、日本ではこのデータは長い間無視され続けました。

つい4~5年前になってやっと日本糖尿病学会も少し基準値を上げたという点で認め始めてはいるのですが、いまだに治療目標値は7・0%未満です。

実は私も糖尿病を患っているのですが、ヘモグロビンA1cは9%でコントロールしています。アコード試験の結果ではヘモグロビンA1cが8%だと5%の人に低血糖が起こるとされており、それだと頭がボーッとして、交通事故の原因にもなりかねないからです。私は毎日運転するので、それを避けたいのです。

ところが先日、抜歯をしようとしたら7・0%以下になるまで治療はできないと言われました。歯科医も含め糖尿病が専門外の医師のほとんどはアコード試験の結果を知らないので古い基準値をいまだに信じているのかもしれません。

アコード試験の結果をいち早く否定したうちの一人は、糖尿病の権威とされる東大医学部の「糖尿病・生活習慣病予防講座」特任教授の門脇孝《かどわきたかし》氏でした。

当時は禁じられていたことではなかったので不正とされてはいませんが、その教授は多くの製薬会社から多額の講演料を受け取っていたことが明らかになっています。

アコード試験の結果のせいで治療不要の人が増え、自分と関係の深い製薬会社が儲からなくなると困ると考え、患者さんのためではなく、自分のために、この結果を認めたくなかったのではないかと疑いたくもなります。

正常値にするための薬で健康が損なわれることもある

血糖値に限らず、血圧などにも同じことが言えるのですが、治療の目標値や基準値が厳しく設定されれば、それだけ治療が必要な人が増えるので、当然多くの薬が処方されることになります。

仮にそうだとしても、それでより健康になれるのであればそれでもいいじゃないかと思う人がいるかもしれません。

けれども「正常値」にするために、薬を使うことで別の症状に悩まされることもあるのです。

そもそも糖尿病の患者さんというのは、血糖値が上がりやすいだけでなく、下がり

やすいという特徴があります。だから薬を使って闇雲に血糖値を下げたりすると、一時的に低血糖に陥って、ふらついたり、頭がぼーっとしたりするといった症状に悩まされることは珍しくありません。

とりわけ高齢者は高血糖より低血糖のほうが危険だというのは、高齢者をたくさん診ている医者の共通認識で、私が勤務していた浴風会病院でも高齢者の糖尿病に対しては、とにかく血糖値を下げるといった積極的な治療はしないのが基本方針でした。そのせいで血糖値が高いままの人もいましたが、だからといって生存曲線が下がったりはしていないというデータが浴風会にはありました。

それどころか、かつては失禁や物忘れなど認知症の症状が見られた患者さんも、薬の量を減らしたりやめたりすると認知機能が回復するという例も多くあり、少なくとも薬を使ってまで無理に血糖値を下げることはデメリットのほうが多いことを高齢者を多く診てきた医者は経験的に知っていたのです。

高齢者の暴走事故が「薬害」である可能性は議論すらされない

血圧も同様で、多少なりとも動脈硬化が進んでいる高齢者の場合は、血圧が高くないと血流が悪くなるという側面があります。

薬を使えば血圧自体は下がりますが、そのせいで血行不良が起こり、頭がぼんやりするなどの症状が出てくるのです。

近年高齢ドライバーの暴走事故が多発しているなどと言われ（これ自体もメディアに間違った印象を植え付けられているだけで、65歳以上の高齢者が起こす過失の重い事故の件数は平成25年をピークに減少しています）、認知機能や判断能力が衰えた高齢者はさっさと免許を返納しろみたいな風潮になっていますが、高齢者が暴走事故を起こす原因の多くには、高齢者が飲むことの多い薬の作用が影響しているのではないかと私は思っています。

例えば、糖尿病の薬で極端な低血糖に陥ったり、降圧剤で血圧が下がりすぎたりすれば意識障害が起こるので、それが危険な運転につながってしまう可能性は十分あります。あるいは、いろいろな薬を組み合わせて飲んだせいで、せん妄のような副作用が起きたのかもしれません。

ところが、大事なスポンサーである製薬会社に忖度しているのか、別の理由があるのかよくわかりませんが、テレビなどのメディアはあたかも高齢者が運転するのは罪であるかのような報じ方をして、薬に原因があるという可能性について議論することさえしようとしません。

私が以前、『ビートたけしのTVタックル』（テレビ朝日）という番組でこの問題を指摘したときも、その部分はすべてカットになっていて、放送されることはありませんでした。

大学病院の医局には製薬会社から多額の寄付金が提供されている

いろいろな弊害に目をつぶっても、医者が高齢者を薬漬けにしようとするのは、そのほうが儲かるからだろうと思い込んでいる方も多いのですが、それは正しくありません。

処方する薬の種類が1種類でも10種類でも医者が手にできる処方箋代は一定です。

少なくとも開業医の場合は、ガイドラインがそうなっているからそれに従っているだけで、儲けたくて大量の薬を処方しているわけではありませんし、たくさん処方したからといって得することは何もないと思います。処方する手がかかるぶん、むしろ損していると言ってもいいくらいです。

ただし、大学病院の医学部教授の場合は、話が違ってきます。

日本初の降圧剤「ディオバン」の臨床試験の論文が製薬会社（ノバルティスファーマ）に有利になるよう不正に書き換えられた「ディオバン・データ改ざん事件」がきっかけで、2011〜2012年くらいからは、製薬会社からの手厚い接待は規制され、製薬会社主催の講演会で高額謝礼を受け取り放題といったことも基本的にはできなくなっています。

けれども、自社の薬がより多く使われるよううまく取り計らってくれた教授がいる医局には製薬会社から多額の「学術研究助成費」が提供されるといったかたちで、両

者の癒着は今もなお続いているようです。

しかも学術研究助成費のうちの「奨学寄附金」は使い道が限定されず、雑な会計報告で済むので、事実上好きに使えます。だから多くは医局秘書の給料だとか、什器備品の購入に充てられていると言われています。もちろん飲食費に使っても領収証を取れば問題になることはありません。

国からも研究費などは支給されますが、特に2004年に独立行政法人になった国立大学の医学部は、運営費交付金が年々減らされているので資金不足にあえいでいます。その不足分を補ってくれるのが、製薬会社からの寄付金なのですから、「できるだけ薬を減らそう」などと主張しづらいのは当然です。そんなことをすれば、大事な資金源である製薬会社を敵に回すことになるからです。

そもそも製薬会社が儲からなくなると自分たちに回ってくる寄付金も減ってしまうので、できるだけ多く薬を使おうという空気が出来上がってしまうのは自然の帰結でしょう。寄付金を出してくれる会社の薬ばかり優先して出している大学病院もあるという話を聞いたことがあるのですが、これも十分起こりうる話だと思います。

また、東大病院の公式Ｗｅｂサイトで公表されている診療科別の奨学寄付金の額の一覧を見れば、高齢者を薬漬けにしている循環器内科に支払われる額が飛び抜けて多いのは一目瞭然です。

すなわちそれは、循環器内科の製薬会社の売り上げに対する「貢献度」が、どこの診療科より極めて大きいことの表れなのです。

医局の教授たちは逆らえない「学会ボス」とは？

喉から手が出るほど研究費が欲しい医局にとって、頼らざるを得ないのが「治験」です。治験というのは、新しい薬を国に認可してもらうために行う臨床試験のことですが、それが実施できる医療機関は全体の10％ほどとかなり限られていて、その半数くらいは大学医学部の附属病院です。この治験が回ってくれれば、依頼元の製薬会社からかなりの額の委託研究費を受け取ることができます。

つまり、治験が割り振られるかどうかは医局にとっての死活問題なのです。

実は循環器科とか、呼吸器科といった各科の治験の責任者となり、どこの大学病院に治験を割り振るかを決めるのは、多くの場合、各学会でボス的な存在となる限られた大学医学部の教授です。

このような「学会ボス」の半数くらいは東大医学部の教授が占めていて、残りの半分もそのほとんどが慶應大、京大、阪大といった、入試偏差値でいうところの難関医学部の教授たちです。

既存の学説こそが絶対正しいと言い張ったり、これまでの常識を覆すような研究データや新しい治療法を潰そうとしたりする「力のある医学部の教授たち」の多くは、まさにこの学会ボスたちのことです。

学会ボスに嫌われたりすれば、自分たちの医局に治験が回ってこなくなって資金源が途絶えてしまい、医局は危機に瀕します。だから医学部の教授たちはみな、学会ボスの言いなりとなり、内心ではおかしいと思っていても、ニセ常識に従うしかなくなってしまうのです。

製薬会社が損する事実はあえて出さないのが医局の「マナー」

そもそも単なる個人である学会のボスが治験の責任者を務めるということ自体、製薬会社と癒着してくださいといわんばかりの構図です。

報酬がどういうかたちのものかはわかりませんが、彼らのほとんどが大学教授の給料だけでは決してできないような贅沢な暮らしを送っているのは事実です。

治験を割り振られる医局にとっても製薬会社は資金源なので敵に回したくはない相手です。そういう意味でも製薬会社に有利なように治験のデータが改ざんされるようなことは絶対にないとは言い切れないと思いますが、万が一、不都合なデータを何度も出してくるような医局があったりすれば、学会ボスの判断でそこには二度と治験を回さないようにすることだって不可能ではありません。

治験に限らず、**自分とつながりのある製薬会社にとって不都合な事実が医局から出てくるようなことがあれば、そこに圧力をかけることもできる**でしょう。

実は私が東北大学の老年内科の非常勤講師を任期途中でクビになったのは、『週刊文春』に骨粗しょう症の薬の批判を書いたことがきっかけでした。当時の学会ボスから東北大学の教授宛てに電話がかかってきたようです。

これ自体は20年以上前の話ですが、薬の副作用の危険性の問題などがいまだに重要視されることがないのは、**製薬会社が損をしないように学会ボスが常に目を光らせるという状況が今も続いている**ということなのでしょう。

このような癒着が生まれないようにも、薬の認可が降りるまでの一連の手続きは、アメリカのＦＤＡ（Food and Drug Administration：食品医薬品局／保健福祉省に属する政府機関）のような独立機関が担うべきです。

それに加えて、医局が研究費を製薬会社に依存しなくて済むような環境を整えれば、学会ボスや医局と製薬会社の癒着が生まれにくくなり、薬の過剰処方という問題の解決にも近づくのではないでしょうか。

薬の副作用について積極的に知ろうとしない日本の医者

原則的には保険会社が医療費を負担するアメリカでは、無駄な薬が出されるようなことは起こらず、必要最低限の種類と量しか処方されません。

保険会社だって余計なお金は出したくないので、医療機関がやみくもに薬を出そうとしても、「その薬が効くというエビデンスを出せ」とか「複数の薬を併用すると効果があるというエビデンスを出せ」などといって、簡単にそれを認めないのです。

エビデンスといっても、単に血圧が下がったというレベルのものでは認められず、例えばその薬を飲むことで5年後の脳卒中の死亡率が下がったなどという統計上のしっかりとした根拠が求められます。

また、アメリカの医者が副作用について熱心に勉強しているという背景もあります。

日本の多くの医者が副作用についてあまり真剣に考えないのは、薬の副作用によって患者さんが亡くなるようなことがあっても、医者は罪に問われないからだと私は思います。

訴えられるのは製薬会社だけで、医者のほうは「ガイドラインに沿って処方しただけだ」と言い逃れることができ、副作用のことを知らなかったことに対して驚くべきことに何の咎めも受けないのです。

アメリカの場合はそうはいかず、その薬の副作用のせいで患者さんの体に危険が及んだりすると、製薬会社だけでなく、処方した医者も「副作用の認識が甘かった」という理由で訴えられます。

だからアメリカの医者は薬の副作用に対する知識を蓄える努力を決して怠りません。

私がアメリカに留学していたときも、製薬会社の営業担当者（ＭＲ）から新しい薬を売り込まれると真っ先に副作用について聞く医者たちの姿をたくさん見ました。

当時の日本では通常、ＭＲとは接待とかゴルフの話ばかりしていて、医者がＭＲに質問することがあるとすれば、その薬のいいところだけだったので、その違いに大きな衝撃を受けたのをよく覚えています。

副作用の知識があれば、できるだけ処方する薬の種類を少なくしようという意識が働くのは当たり前です。日本の医者が何種類もの薬を平気で処方できるのは、副作用についての知識が乏しいことの証拠でもあるのです。

学会長を務めることに異常に執着する医学部の教授

医学部の教授たちが学会ボスに逆らえない理由は実はもう一つあります。

全国にいる医学部の教授にとって、一世一代の晴れ舞台となるのは年に一度開かれる自分の専門科での最大規模の学会（学術大会）を地元で開き、そこで会長を務めることです。

ただし、全国には82もの医学部があります。しかも50歳前後で教授になっても65歳くらいで定年を迎えますから、任期中にその夢が叶う確率は決して高くはありません。

先ほど書いたような一流大学の医学部の教授のほうが選ばれやすい傾向もあるため、それ以外の医学部の教授の場合はその確率はさらに低くなります。

この貴重なポストである学会長を誰に任せるのかを決めているのが、やはり学会ボスなのです。医学部の教授たちが学会ボスの言いなりにならざるを得ないのにはそういう理由もあるのです。

なぜ、そこまでして学会長を務めたいのか。

その理由は私にもよくわかりません。

正直、儲かりませんし、医局医も総動員ですごく手間なので、そうなると残るは名誉欲のためだとしか思えません。要するに、医学部教授にまで上り詰めた人というのは、人より偉くなるとか、トップになるということに対する執着が恐ろしく強い人たちの集まりであるということなのでしょう。

入試面接がある限り医療界の変革は起こらない

医局に残りたい人間は、教授批判も医学部批判もできません。また、既存の教授の方針に反するような新しい治療法の提案もできません。そうやって悪い意味で目立ってしまえば、既存の教授陣から総スカンを喰らって、出世の道は閉ざされるからです。

そもそも既存の教授陣の方針というのはより権力のある学会ボスの方針でもあるの

で、医局の異端児になるような人間は学会からも嫌われます。だから、この大学の医局は自分に合わないから別の大学の医局へというようなことは現実的に難しく、そういうケースは極めてまれです。

つまり、**学会ボスも含め、既存の教授陣がごっそり入れ替わらない限り、現状を変えたくても変えられないのが大学医学部の実態**なのです。

しかも、次の教授を選ぶのも既存の教授なので、たとえポストが空いたとしてもその椅子に座れるのは、既存の教授には逆らわないタイプの人間です。

これではいつまで経っても医療の変革など起こりようがありません。

もちろん「これはおかしいのではないか」と内心では感じていて、本当は異を唱えたいのに、状況的にそれができないという人が医局の中にそれなりにいるのであれば、ひょっこりクーデーター的なことが起こる可能性もゼロではないでしょう。

けれども残念ながらその可能性は極めて低いと思います。

そういう異分子になりそうな人間は、入試面接の段階で排除され続けているからです。

そのうえ、私のように現状の医学部を批判している人の子弟も面接で落としている疑惑もぬぐえません。

つまり、多くの人たちが他人事だと考えている医学部の入試面接の制度を廃止しない限り、日本の医療界の変革は起こり得ないのです。

もの言わぬ医者を量産した入試面接の「効果」

医局にいる医者が、患者さんのことは二の次で上の顔色ばかりをうかがっているとは言いません。また、すべての医者が医局に残るわけではないですし、開業医など出世のことはあまり考える必要のない人もいるでしょう。

けれども**大きな問題は、世の中の医者のほとんどが、多数派の意見こそが正しいのだと素直に思い込める人間**だということです。

これこそが、余計な疑問を抱くような人間を早々に排除したことで得られた入試面接の「成果」なのでしょう。

多数派の意見というのは要するに学会の方針のことです。それは学会を牛耳る学会ボスの意向に反することのない方針でもあります。

学会の方針を疑うことをしない医者は、学会や学会主催の講習会のようなものには真面目に参加しますが、海外の論文を自ら探して読むといった勉強はほとんどしません。

しかも、学会や講習会などに参加したとしても、新たな知見を学べることは少なく、学会ボスたちの利権が侵されないような古い学説が正しいことを前提とした「勉強」をするだけです。目新しい話と言えるのは、新しく出た薬の効果くらいで、どうやって薬を減らすかなどというテーマの議論がなされる気配はありません。

私は内科学会の認定内科医でもあるので、認定のポイントを稼いで更新するために内科学会に出たり講習会などに参加したりすることがあるのですが、実際出てみると相変わらずメタボ健診の推進論者である講師が、メタボの人を治療しないと死ぬくらいのことを言ってきます。

しかし、メタボ健診やその後の保健指導は肥満を多少解消するだけで、人々の健康改善にはほとんど寄与していないことを示すデータはすでに多く出されています。

それなのに参加している医者の多くが、その話をなるほどといった顔で聞き、熱心にメモまでとっていることに私はすっかり呆《あき》れてしまいました。

ＢＭＩ値そのものはメタボの診断基準には入っていませんが、メタボ健診で引っかかる人のＢＭＩは25を超えているケースがほとんどですし、男性は腹囲85㎝以上が診断基準なのでもっと痩せなさいと指導されます。そのおかげで多少痩せる人は多いようなのですが、先ほども書いたように最も長生きなのは、肥満とされる25〜30群の人たちであることはわかっているのです。

この矛盾をどう考えるのかという質問をその場でしようと思ったのですが、その時間は一切与えられませんでした。

つまり、議論どころか、疑問を呈することさえ許されないのです。

錆びついた常識のせいで無駄な節制を強いられる

医療界が新しい知見を取り入れず、どの医者もそれに右に倣《なら》えという姿勢であるせいで、世の中の人たちが無駄な節制を強いられ、しかもかえってそれが健康を損なったり、命を縮めたりしかねないことも大きな問題だと私は思っています。

例えば、今の厚労省の食塩の摂取基準は女性が6・5g未満、男性は7・5g未満とされています。

ラーメン一杯に含まれる塩分量は6gくらいなので、健康に気を使う人は、ラーメンのスープを飲み干すことを躊躇《ちゅうちょ》するに違いありません。

けれども実は、2014年の8月に『The New England Journal of Medicine誌』に掲載されたカナダ・マックマスター大学による17カ国10万人を対象にした研究結果のデータから算出すると、最も死亡リスクが低くなる食塩の摂取量は一日当たり10～15gなのです。さらに言うと、7・5gに減らすと40％も死亡率が上昇します。

繰り返しになりますが、『The New England Journal of Medicine』というのは臨

床では世界で最も権威ある医学雑誌の一つです。

厚生労働省が基準の見直しをするのは5年に一度で、２０１０年時点での食塩摂取量の目標値は、女性７・５ｇ未満、男性９ｇ未満でした。

この研究発表が掲載された翌年の２０１５年には女性７ｇ未満、男性８ｇ未満と前回の基準より厳しくなっているものの、タイムラグを考えればここまでは致し方ないかなとは思いますが、２０２０年の新たな基準は２０１５年よりさらに厳しくなっていたのです。

この目標値を設定した「日本人の食事摂取基準」策定検討会の構成員名簿を見ると錚々《そうそう》たる大学の教授たちが名を連ねているのですが、そのトップは高血圧が専門なので、とにかく血圧を下げるために減塩を推奨したいのでしょう。

ただし、**塩分が不足すれば疲労感や食欲低下などの症状が出るかもしれません。特に腎臓の機能が低下した高齢者の場合は必要な塩分まで尿と一緒に排出してしまい、低ナトリウム血症を起こして意識障害に陥る**こともあります。

総合的に考えれば闇雲に制限することにも問題はあるわけで、海外の論文も参考にしながら議論する必要はあるはずです。

もちろん、海外の研究結果に合わせて日本の基準値を今すぐ変えろと言いたいわけではありません。体格も普段の食生活も日本人とは違う海外の人にとって適切な摂取量がそのまま日本人にも当てはまるとは限らないからです。

あくまで私が問題にしたいのは、こういう研究結果があるのだから日本人の基準ももっと緩くしてもいいのではないかという問題提起をする声が聞かれることもなく、同様の調査をしてみて日本人に適切な摂取量を検討してみようなどという動きも見られないということです。

黙らせられている可能性もありますが、**学会ボスや教授だけでなく、多くの日本の医者は、そもそも海外の論文などろくに読んでいないのではないかという疑い**さえ持ちたくなります。

医療界の勢力図にすべての国民が振り回されている

学会ボスや医学部の教授たちがどれだけ威張っていようと、それが単なる人間関係の問題というだけなら、エリートたちの下世話な実態として笑い話のネタにすることもできるでしょう。

けれども、医療界の勢力図は日本の医療のあり方に大きく影響します。**力を持つ者が自分たちのメンツや利権を守ることを最優先し私腹を肥やしているせいで、必要な医療改革が進まず、高齢者は薬漬けになり、医療費が増大して国民は高額な社会保険料を押し付けられ、さらには受けられるはずのよりよい治療を受ける機会も奪われかねないのだとしたら、これは皆さん一人ひとりに関わる立派な社会問題です。**笑い話で済む話ではありません。

医療界の強力なヒエラルキー構造を崩していくには、そこに異を唱えられるような空気を醸成していく必要があります。つまり、私のように権力を持つ人間の顔色をうかがったりせずに、おかしいものはおかしいと言える人間を一人でも増やしていかねばならないのです。

はっきり言って既存の医者だけでそれができるとは到底思えません。

だからこそ、**心ある大学の医学部から率先して入試面接なるものを廃止し、異分子となれる医者を育てていく必要**があるのです。

また、**自分の言動のせいで自身の子どもが医学部の入試面接で落とされるという心配がなくなれば、今まで声を上げられなかった医者たちも問題提起をし始める**可能性もあると思います。

問題だらけの入試面接を文科省が推進し続けたい裏事情

下にものを言わせぬ言論封殺の手段は決して一つではないので、入試面接だけがなくなったところで、すべてが解決するわけではないでしょう。

医者が薬を処方し、院外の薬局で調剤する「医学分業」が急速に進んだことで利益を出しやすくなった大手薬局チェーンなどが、同じビル内に複数の診療所を集めた

「医療モール」を近年積極的に展開し始めたことで、ほとんど自己資金を使わずに開業医の道を選べるようになったため、市民病院や民間の総合病院などは医者の確保に四苦八苦しています。

そこに自分の医局の医者をあてがうかどうかを決めるのも、言わずもがな医学部の教授たちです。

そのような事情がある限り、市民病院や民間病院も、大学の医学部教授に歯向かうことなどできるはずがありません（ある九州の大学の医学部教授は医師の派遣を求める民間病院の女性事務員を飲み会の席に呼びつけて一気飲みを強要するなど、セクハラまがいのことをしている事実も私は知っています）。

それでも、せめて入試面接だけでもなくしていかなければ、私がここまで書いてきたようなひどい実態が変わることはありません。

ただ、その入試面接でさえ、すぐになくせるかというと現実的にはそう簡単なことではないと思います。

そもそも医学部に入試面接を課せと言い出したのは、文科省です。学力試験だけでは、医者としての適性が見極められないというのがその理由でした。しかしそれが、不正な選抜の温床になりやすいことが表面化してきて、公正確保のためのルールづくりが必要になったのは第1章でもお話しした通りです。

面接で点数の足りている受験生を落とすというのは、6年間の医学教育で考え方が変わるとか人間が成長をするという発想が文科省にないことを示しています。そういう役人に文部行政を任せていいのでしょうか？

いずれにしても、面接自体をなくすという発想はなく、医学部の入試に面接を課すことが文科省の基本方針であることに変わりはありません。選抜する側の医学部の教授たちに大きなメリットがあるこのシステムを、文科省は絶対に変えたくはないのです。

それはなぜか。

大学というのが文科省の役人にとっての最高の天下り先だからです。

実は文科省の役人は、たとえ論文を1本も書いていなくても、大学の教授になれます。公益法人への天下りは禁止されているのに、なぜか大学法人への天下りは認められているのです。

つまり、文科省の役人たちは、おいしい天下り先を確保するために、大学の教授の機嫌をとっておきたいのです。

また、教授に忖度できない学生がいたりすれば、「役人だったというだけで教授になった」などと批判されるかもしれません。そういう学生は面倒でしょうから、彼らの口から入試面接廃止という声が出てくる可能性は極めて低いと思います。

大学の医学部の教授という職が天下り先になっているのは厚労省の役人も同じです。だから彼らは医学部教授たちが貪《むさぼ》っている利権の問題に決定的なメスを入れるようなことはありません。

つまり、文科省や厚労省の役人たちの悠々自適な第二の人生と引き換えに、社会全体が大きな不利益を被《こうむ》っているのです。

こんな状態を社会はいつまで許しておくのでしょうか?

第4章　医学教育の未来を考える

医者になる気がない人間が医学部に入るのは悪なのか

医学部の入試に、「医者としての適性」や「医者になりたいという高い志」を確認するための面接が導入されたのは、医学部を卒業しても医者にならない人がいることが問題視されたという事情もありました。

ただ、**医学を学ぶ権利は誰にでもあるわけで、医者になる気がないなら医学部には入れないというのはかなり乱暴な話**です。医者（臨床医）にならずに研究医になる人間だって必要ですし、医学部を出た人間に別の仕事をさせないというのでは医療界はますます閉鎖的になる一方です。医学的知識を持って商社で働く、マスコミで働くといった選択をする人がいてもいいのではないかと私は思います。

法学部を出たら必ず裁判官とか弁護士にならなくてはいけないとか、教育学部を出たのなら必ず教師にならなくてはいけないという話にはならないのに、医学部だと卒業後に医者にならないことが問題視されるのは、医学部で医者になるための教育を施すのに一人当たり年間1000万くらいかかると言われているからです。

国公立大学の場合にはその大半が国からの補助金、つまり我々が払う税金が投入されています。それだけのお金を注ぎ込んでいるのだから、医学部には確実に医者になってくれる人間だけを入学させるべきだという話になったのです。

多額の税金が投入されることでそのような制約が生まれるのであれば、**必要な人には十分な奨学金を用意することを前提に、国立大学の医学部はもっと学費を上げてもいいのではないかと私は思います。**あるいは親の所得によって学費を決めるというやり方もあります。医学部に子どもを入れたがる親もまた医者だったりして十分な所得があるケースがかなりの割合でいるでしょうから、もちろん安いほうがありがたいのは確かだとしても、多少上がったところで子どもを医学部に行かせることを躊躇するようなことはないのではないかと思います。

医者にするために投じた税金を取り戻す方法はある

防衛医科大学は医師や保健師そして看護師である幹部自衛官や技官を育成すること

を目的としているので、入学金や授業料は無料で、逆に学生手当や期末手当といった手当が支給されます。その代わりに卒業後9年間は自衛隊に勤務することが義務づけられています。もしも、その義務が果たせない場合には卒業までにかかった経費を償還金として支払わなければいけません。

また、地域医療を担う総合医の養成を目的として、全都道府県が共同して設立した自治医科大学は全員に返還不要の奨学金が支払われるので実質的には入学金も授業料も無料です。こちらは大学を卒業後に指定された公立病院などで医師として一定期間勤務することが条件で、この条件を満たせなかった場合には奨学金を返済しなければなりません。

医者になると言うから税金をつぎ込んだのにほかの仕事につくのはけしからんという議論があるのなら（実際にはこれ以上の税金の無駄遣いなど世の中にはたくさんありますが）、**ほかの大学の医学部でも、卒業後に医者（あるいは医療に貢献できる研究者）ではなく別の仕事を選んだ場合は、その人を医者として育てるために国が投入した補助金と同等の額を違約金として徴収するというやり方は検討の余地がある**のかもしれません。

どうしても税金を取り戻したいというのなら、医者にならなかったことで発生する違約金を、その人を採用する一般企業が負担することにするのはどうでしょうか。

そうすれば医者とは違う道を選んだ人が高額な違約金を自己負担することなく、別のかたちで社会に貢献することができます。

医学の知識は医療の世界だけに必要なものではない

医学部を出ていれば医者と同等の医学の知識があるということなので、別のジャンルでそれを活かすチャンスはいくらでもあると思います。

例えばアメリカでは、『タイム』や『ニューヨークタイムズ』で医療記事を書いている人のほとんどはM.D.（Doctor of Medicine：メディカルスクールという大学院の4年制医学課程を修了した人に与えられる称号）です。かつては日本にもそういう例はあったのですが、入試面接の導入によって医学部を出たら必ず医者にならないといけないという強迫観念に駆られているのか、最近ではあまり見られなくなりました。豊富な医学の知識を持つ人が外の世界に誰も行かないというのは、それはそれで社会全体の損失にもつながるはずです。

そもそも、医学部を出たにもかかわらず、医学の道以外に進む人は全体から見れば明らかに少数派です。

だからそこを気にするより、卒業後に美容外科を選ぶ人が激増しているという問題のほうを先に解決すべきではないかと思っています。

もちろん世の中には美容外科を必要とする人もいますからそれが必ずしも悪いとは言いませんが、美容外科がどれだけ増えてもいわゆる医師不足の解消にはつながりません。しかも美容外科の医師たちは、すべての科の医師の中でも群を抜いて高い年収を得ています。

そういう彼らにつぎ込まれたお金は税金の使い方として果たして正しいのかを、もっと真剣に議論すべきではないでしょうか。

今の医学部は医者の人間性を育てる場になっていない

何度も繰り返しますが、「医者としての適性がない」とか「医者になりたいという高い志がない」などを、医学部の入学を認めない理由にするのは明らかに間違っています。

「頭がいいからといって人とうまく話せないような人が医者になると困るじゃないか」というのが面接をしている教授たちの言い分なのだとすれば、「入試の時点で問題がある人は、人とうまく話せない医者になるのだ」と最初から決めつけているということです。

これは料理が下手くそな人が、素材が悪いせいだと文句を言っているのと同じで、要するに彼らには**自分たちの教育のやり方に問題があるという発想が一切ない**のです。

今の医学部は、医者になるための知識とか技術を教える場にはなっていますが、医者にふさわしい人間性を育てる場にはなっていません。

82もある大学の医学部に「心の治療の専門家」の教授が一人もおらず、患者の気持ちにどう寄り添うかなどを学ぶ機会はなく、患者さんとの上手なコミュニケーションのやり方を学ぶようなプログラムを用意している大学はごく一部しかないのです。

面接でコミュニケーション能力に問題のない学生を選んでいるのだから大丈夫だとか、そのための面接だなどと反論してくるかもしれませんが、それは**教育機関としてあるまじき姿勢であり、教育の放棄**だと言ってもいいと思います。

患者さんとのコミュニケーションはすべての医者の課題

世の中では「コミュ力高め」と言われるような人が、必ずしも患者さんたちとうまくコミュニケーションできるとは限りません。

コミュ力高めの人の中には、他人の心の弱さに鈍感な人もいますし、いずれにしても、**病気で少なからず不安を抱えている患者さんとのコミュニケーションというのは、一般的なコミュニケーションとは全く違います。**それを教えずして、いい医者にしようなんてどだい無理な話です。

私は昔から他人とのコミュニケーションには苦労してきた人間で、今でも私のことを「変人だ」と言う人がいます。

けれども、自分で言うのもなんですが、患者さんからの評判はすこぶるよく、どの病院にもたくさんの患者さんが来てくださいます。

コロナ禍が落ち着いてからは、自分はもちろん、患者さんにもマスクを外してもらうようにしてお互いに顔を見ながら話をすることを心がけています。そうすることで患者さんの表情から心の状態を読み取ることができますし、私の笑顔を見ると患者さんも安心してくれます。だから患者さんも心を開いてくれますし、それがいい治療につながっているのだと思います（ただし、一つの病院ではいまだにマスクを強要されているので仕方なく付けています）。

こういうことができるのは、コミュニケーションが苦手だという自覚があった私が、医学部を卒業したあとに素晴らしい師に出会い、医者として患者さんとどうコミュニケーションを取ればいいのかをしっかりと学んだからこそですが、医学部の6年間ではそういった学びの機会は一切ありませんでした。おそらく今もそうなのでしょう。

だから、多くの患者さんが「医者に気持ちがわかってもらえない」とか「医者が怖くて本当の気持ちが言えない」という不安や不満を抱えているのです。

医師資格を取るタイミングなら医者の適性を見極める意味はある

「医者としての適性」や「医者になりたいという高い志」の有無を確認する必要があるのだとしたら、そのタイミングとしてふさわしいのは、**医師国家試験を受験するときだと思います。**

つまり、医学部の教育によって、医者になるための知識や技術、そして医者にふさわしい人間性を身につけ、いよいよ医者になろうとするところで、「医者としての適性」や「医者になりたいという高い志」の有無を確認する。このほうが明らかに理にかなっています。医学部以外の学生だって、その仕事に向いているかどうかを面接によって判断されるのは就職試験のときですから、それでは遅いということはないはずです。

それを踏まえて考えても、医学部の学生だけが入学前に「医者としての適性試験」代わりの入試面接を受けさせられるというのは、やはりおかしな話なのです。ただしタイミングを変えたとしても、面接官を教授が務めたりすれば、結局自分の役に立ちそうな人間だけを合格させるといったことが起こりかねません。

だから私が面接官に推薦したいのは、患者さんの代表だとか、看護師とか、大学病院のスタッフの皆さんです。そういう人たちに面接官を務めてもらって、その人の人間性が医者にふさわしいかどうかを判断してもらうのです。

ここでの面接で卒業生が何人もはじかれるようなことになると評判はガタ落ちですから、大学の医学部のほうも医師としての人間性を育むような教育に力を入れるようになるはずです。論文の数だけで教授を決めていてはなかなか難しいので、こういう人が教授になるほうが学生たちにいい影響を与えるだろうという視点が生まれるでしょう。

中には教授選のやり方を見直して、学生たちから「この人から教わりたい」とか「この人のような医者になりたい」という声が集まる人を優先的に教授にするような大学が出てくるかもしれません。

そういう流れになれば、これまでよりもいい医者が生まれやすくなるのではないでしょうか。

また、面接官が教授でなくなれば、上の言いなりになりそうな人より、おかしいことはおかしいと言ってくれそうな人のほうが「医者としての適性が高い」という判断になる可能性が高いので、必要な医療の改革だって進みやすくなると思います。

教授が面接している限りどんな学問も進化しない

学力偏重の入試に否定的な意見があるのは医学部に限った話ではなく、学力試験だけの一般入試より、総合的な評価で入学者を選抜する推薦入試の類《たぐい》が大学入試の主流になってきました。

推薦入試につきものなのが面接ですが、ほとんどの場合その面接官を教授たちが務めているという実態は医学部以外も同じです。

自分に反発しそうな人間をあえて迎え入れようという懐の深い教授も全くいないわけではないでしょうが、基本的に教授というのは威張りたい人たちの集まりなので、自分と考え方が似ている従順そうな学生を優遇するということは十分起こり得ます。

これでは大学全体の活性化も学問の進化もあまり期待はできないでしょう。

ご存知の方も多いと思いますが、アメリカの名門大学の入試では、面接が非常に重視されます。ただし日本の大学と違うのは、**大学内の第三者機関である「アドミッション・オフィス」（AO＝入学事務局）の面接のプロが面接を担当**することです。

面接のプロとでもいうべき彼らが積極的に迎え入れたいのは、大学の活性化や学問の発展に寄与できそうな人です。だから教授に議論をふっかけたり、既存の学説を壊したりするような人は高く評価されるのです。

大学にとっては必要だと思われる人が、教授からも好かれるとは限らないので、原則的に教授が面接官を務めることはありません。

日本の大学の医学部やほかの学部でもこういう視点、つまり**その人物が医学の発展に寄与できるかどうかという視点**が持てるのであれば入試面接にも意味があると思いますが、教授が面接官を務め続けるのであれば、何の変化も期待できないでしょう。

優秀な人ほど教授になれない不思議な国ニッポン

学問とは発展していくのが当たり前だという考えのアメリカの大学では、新たな教授を選ぶことも既存の教授陣に任せたりはしません。

新しい教授の人選を担当するのは、「ディーン（dean）」という肩書の人です。比較的、若い人がつくことが多いディーンには優秀な教授を他の医学部からスカウトしてくる職務もあります。

アメリカという国は名より実を取る傾向が強いので、その大学が信用できるかどうかは、どれだけ優秀な教授がいるかで評価します。優秀な教授が多いという評判が立つと、ますます優秀な教授が集まるようになり、どんどん大学の評価は上がります。

逆に大した実績のない人を教授にして大学の評判を落とすようなことをすればディーンはクビになりますから、変な忖度も生まれようがありません。

日本の場合、一部の私立大学を除く多くの大学は、**既存の教授が新しい教授を選ぶというシステムが取られているので、優秀すぎる人はなかなか教授に選ばれない**という風潮があります。自分より優秀だとわかりきっている人を新たに教授にすると、自分の影が薄くなってもう威張れなくなるのがよほど嫌なのでしょう。

テレビでも活躍されていた考古学者の吉村作治《よしむらさくじ》氏は、数多くの発見をして、論文もたくさん書かれていたのに、早稲田大学でなかなか教授になれなかったのは有名な話です。長く助教授として過ごすことになったのは、人気が高かったことをほかの教授たちに妬《ねた》まれていたからではないかと言われています。

世の中の人たちが性善説で語りがちな大学教授の中には、このように私欲だけで動いているとしか思えない人たちがたくさんいます。

そして、入試面接や教授選がこんな人たちに都合のいいかたちで遂行される限り、日本の大学はこのまま弱体化していく一方だと思います。

医学以外には全く興味が持てない医学生

大学の医学部で医者になるための知識や技術を学んだあと、医師国家試験に合格すれば、その後、臨床研修が義務付けられてはいるものの、形式的には医者になれます。ただし、大学の医学部の授業で教わるようなことだけを学んでおけばいいわけではなく、一人前の医者になるためには、それ以外にも知っておくべき知識がもちろんあります。

そのうちの一つが、医療保険の制度がどうなっているかとか、医療費をどうやって抑えていくのかといった医療経済についての知識です。

実は私は東京医科歯科大学と一橋大学の合同授業で、毎年のように総合診療が医療費抑制にどう貢献できるのかを医者の立場から学生たちに教えています。こういうテーマは医学部の授業ではほとんど扱われないので、東京医科歯科大学からの申し出で一橋大学との合同授業を設けるようになったのです。ほかにも審議会で医療政策に関わっているような人など錚々たる面々が講師として集まっていて、とても充実した内容だと思います。

ところがこの授業を聞きにくるのは看護学を専攻している学生や保健衛生学科の学生だけで、医者の卵である医学部医学科の学生はただの一人もいない年がほとんどです。

最初の頃の授業は一橋の都心部のキャンパスだったので、もしかすると医学部のほかの授業と時間が重なってしまったのではないかという話になり、会場を東京医科歯科大学にしたり、授業の開始時間を18時半にしたりという配慮をして改めて仕切り直したのですが、結果は同じでした。

医学部の学生は医学以外には全く興味がないのか、まともな医者になる気はないのか、と腹立たしく思ったりもするのですが、彼らはもしかすると**医学を学ぶことに精いっぱいで、医者になるのに役立ちそうなことを幅広く学ぼうという意欲や余裕を持てずにいる**のかもしれません。

いい医師を養成することに徹底的にこだわるアメリカ

意外に知られていませんが、アメリカの大学には基本的に医学部はありません。医者になりたい人は、大学を卒業したあとに日本でいうところの大学院にあたるメディカルスクールで学びます。そこで4年間の課程を修めるとM.D.の学位を得ることができ、そのうえでUSMLE(United States Medical Licensing Examination)という米国医師免許試験を受けて合格すれば医師になれます。

また、メディカルスクールで学ぶにあたって基本的には大学での専攻は問われないので、例えば演劇を大学で学んだあとに、医者を目指すということもできます。

日本の場合も、裁判官や検察官、弁護士になるのに必要な知識や能力を培うロースクール(法科大学院)は法学部出身でなくても進学することができますが、アメリカのメディカルスクールはそれと似たようなシステムになっているわけです。

つまり、18歳でいきなり医者になる道に入ることは原則的になく、4年制大学においてそれなりの教養を身に付け、精神的にもある程度、自立した人間だけを医者になるスタートラインに立たせるというのがアメリカのやり方です。逆にいうとそれだけの経験を重ねたあとに、医者になろうという決断ができるわけです。

多くは高校を卒業したばかりで、あらゆる意味でまだ未熟な受験生の「医者としての適性」を教育する側が判断し、それがないと決めつけた場合にはその道を閉ざしてしまう日本とは全く違います。

また、アメリカのメディカルスクールの授業料はかなり高額ですが、それに見合うだけの充実したプログラムが組まれています。

もちろんプロフェッサー（教授）は、指導力の高さで選ばれているので授業の質も極めて高く、その点においても、まともな指導もできないのに教授を名乗っている人間がゴロゴロいる日本とは大違いです。

指導される側の学生たちもみな自立した年齢で、しかもたまたま頭がよかったからそこに来ているというわけではなく、本気で医者になりたいと思っている人ばかりなので、いい加減な授業をしたり、教え方が下手だったりするプロフェッサーは学生たちに低評価を喰らい、クビになります。これも教授に歯向かいそうな人間を入試面接ではじいている日本では考えられないことです。

さらに言うと、日本での臨床研修はいい加減な指導医のもとでたったの2年ですが、アメリカでは4年もあります。

つまり、どこを比べても、いい医師を養成しようという本気度に日本とアメリカとでは雲泥の差があるのです。

「いい医者」を育てるための新たなカリキュラム

日本の大学の医学部は、実質的に医者になるための「職業教育」の場と考えられています。だから、「医者としての適性」や「医者になりたいという高い志」があることが入学の条件になっていて、それを口実に入試面接が行われているわけです。

しかし、学問の自由は憲法でも保障されているので、当然、医学を学ぶ権利だって誰にでもあるはずです。医者になりたい人にしかそれを学ばせないというのは、本来はあり得ないことではないでしょうか。

また、医学部が医者の養成機関となっているせいで、医学部の学生たちは、医学そのものの勉強にばかり必死で、それ以外の勉強にはあまり熱心に取り組みません。もしかするとそれが、医学の知識はあっても人格には疑問符がつくような医者がどんどん輩出される理由の一つではないかと私には感じられます。

もちろんアメリカとすべて同じシステムにする必要はないと思いますが、**例えば大学の医学部もほかの学部と同様に4年間にして純粋な学問の場とし、本気で医者になりたいと思う学生だけがその先の大学院の医学部に進んで、そこでみっちり医者になるためのトレーニングをするというカリキュラムに変える**というやり方はどうでしょうか。

これであれば、医学という学問がすべての人に開かれ、当然、入試面接をやる口実もなくなります。

アメリカのメディカルスクールと同様に大学院を4年にすれば、かなり充実したプログラムが組めるでしょう。もちろん教授陣の質を上げることは絶対条件ですが、いい医者が育つ可能性は今よりずっと高くなると思います。

医者を育てるための税金だって、主に大学院以降に投入されることになるでしょうから、大学卒業の時点で医者になる道を選ばなくても、誰に文句を言われることもありません。

そうなると、大学院の入試に面接を課そうという話になるとは思いますが、この時点であれば「本気で医者になりたいのか」を問うてもいいかもしれません。

ただし、「医者としての適性」はその後のプログラムで変わる可能性は十分あるので、それを入学の条件にすることに賛成はできません。

もちろん面接官を教授が務めるというのでは、現在の入試面接の弊害が残されたままなのでこれは何としても阻止すべきです。

そうはいってもおそらく既存の教授たちはなりふり構わず反対してくるでしょう。

医学部のカリキュラムを変更するより、入試面接から教授を追い出すことのほうがずっと難しいことなのかもしれません。

医学部を増やすことに社会的なデメリットはない

医者になるのが医学部に入学する条件だという建前にしておかないと、医師不足がますます加速する危険があるというのなら、医学部をもっと増やせばいいのではないでしょうか。

1973年に第二次田中角栄内閣のもとで、当時、医学部のなかった15の県に医科大学（医学部）を設置しようとする「一県一医大構想」が打ち出されたので、1970年代には新しい医大がたくさん生まれています。

1981年の琉球大学医学部の開設で「一県一医大構想」は達成されましたが、「これ以上、医大が増えると医師が過剰になってしまう」と医師会（日本医師会）などから反対の声が上がり、それ以降は医学部の新設が進まなくなりました。そのためかなり長い間、医学部の数は80から増えることはなかったのですが、2016年に地方の医者不足の解消を目的に宮城県仙台市の東北薬科大学に医学部が開設されて東北医科薬科大学となり、また2017年には国際色豊かな医学部も必要だということで留学生を多く受け入れる千葉県成田市の国際医療福祉大学にも医学部が開設されて、全国の医学部の数は82となったのです。

厚生労働省も文部科学省も原則的にこれ以上医学部を増やすことは認めないと言っていますが、それはあくまでも医師会に忖度しての言い分であって、患者さんサイドからすれば、医者は余っているくらいのほうがいいはずです。

競争原理が働いて、態度が横柄な医者とか、腕が悪い医者は淘汰されるようなことがあれば、医者のほうも危機感を持ち、患者さんに喜ばれるいい医者になろうと努力し始めるに違いありません。歯科医が余っていると言われ始めた頃から、明らかに歯科医院のサービスがよくなったことは皆さんも実感するところではないでしょうか。

入試面接で「医者の適性」がないなどと言って門前払いされたりするのは大問題だと思いますが、患者さんに支持されない医者が淘汰されるのは当たり前の話です。そういう競争原理も味方にしなければ、日本の医療は進歩できないと私は思います。

地方の医者不足を本気で解消するためにも、医師は供給過多くらいであるほうがいいに決まっています。

もちろんあえて地方を選ぶ志高い医者も中にはいますが、ありがたがられたり持ち上げられたりする存在のままでは医者のほうに絶対的な決定権がありますから、条件のいい場所に医者が集まりやすいのは当然です。**医者の絶対数が多ければ条件のいい場所では医者が余ってしまうので、今は医者不足で悩んでいるような地域にも医者が流れていくはずです。**

このように医学部を増やしたところで、社会にとって悪いことなど一つもありません。何か変化があるとすれば、医者の既得権益が奪われることくらいです。

日本の基礎研究分野は世界的にも高いレベルにある

iPS細胞の作製に成功して2012年にノーベル生理学・医学賞を受賞し、現在は京都大学iPS細胞研究所の名誉所長も務める山中伸弥《やまなかしんや》教授は、もともとは臨床医だったものの、途中で自分は臨床医に向かないと悟り、基礎研究（正常な体の仕組みや、病気の原因、治療法の開発などの研究）に携わる研究医に鞍替《くらが》えすることにしたそうです。

人によっては最初から研究を専門にやりたい人だっているはずです。

とはいえ、人手不足に悩む大学病院の都合としては（教授たちは研究ばかりをやっているにもかかわらず）、臨床ができる医者のほうがありがたいので、そういう志向はあまり歓迎されない可能性があります。

また、第1章でも指摘しましたが、現在の医学部の入試面接のシステムでは、「共感脳」の高い人のほうが明らかに有利なので、優れた研究医になるポテンシャルのある人が不当に締め出されているのかもしれません。

ただでさえ日本は、生理学や生化学、解剖学のような基礎研究に携わる人が極端に少ないというのが現状なのにもかかわらずです。

その少ない中から山中氏や本庶佑《ほんじょたすく》氏などノーベル生理学・医学賞を受賞するような人が出ていて、例えば免疫学やウイルス学も世界的に見てもかなり高いレベルの成果を挙げています。

最近はもっと減っているとは思いますが、10年ほど前に調べたときには、世界の有力雑誌に掲載された基礎研究の論文のうち、日本人が書いたものが４％程度はありました。

分母が少ないのにすごい成果が出ているというのはある意味奇跡的なことで、今後入試面接のせいで、優れた研究医になるポテンシャルのある人が医学部に入りにくくなり、分母がさらに減ってしまえば、その奇跡さえ期待できなくなるのではないかと私は心配しています。

中途半端な臨床医兼研究医養成システムは即刻廃止せよ

一方、人を対象に疾病の予防方法や治療方法などの研究を行う臨床研究医を名乗る人が日本ほど多い国はありません。大学病院の医局にいる人たちが日々勤しんでいるのもこの臨床研究です。

ところが、肝心の成果のほうはさっぱりで、有名医学雑誌に日本人が書いた臨床研究の論文が掲載されることは滅多にありません。

分母が多いのに成果はない、要するにコスパは最悪なのです。そのうえ、臨床研究のはずなのに、ほとんどが動物実験です。

このようにかたちだけの臨床研究しかできていないというのが大学病院の医局の実態です。

そんな中途半端なことをするより、もっとちゃんとした研究所をたくさんつくって本気で研究したい人はそちらに勤務させるなどして、臨床と研究を完全に分けるべきだと私は思っています。

臨床をやりながら研究もするというどっちつかずな状態にあるせいで、研究の成果は出ず、研修医の指導もろくにできず、しかもそのとばっちりが患者さんにまで及びかねないのですから、現状になんのメリットもありません。

そもそも医局に残る研究医の中で、革新的な研究をしたいと本気で思っている人なんて実際には1割もいないと思います。残りの9割はただただ医学博士なるものが欲しいがゆえにいやいやいや研究をしているだけでしょう。

そんな暇があるのなら、海外の臨床論文を積極的に読むなりして最新の知見を得たり、新たな技術を身につけたりする努力をすべきです。

そのほうが、よほど患者さんのためになるし、ひいては国益にもなるに違いありません。

医学部に入ったのに医者にならない人間がいるなどと批判して、「だから入試面接が必要なのだ」などと主張するより前に解決すべきなのは、医局なるものが中途半端な臨床医兼研究医を養成するというシステムになっていて、まともな医者を育てることすらできていないという問題のほうなのです。

第5章　医療界の将来を見据えて

一度取得すれば一生涯医者でいられる医師免許の威力

日本では、医師国家試験に受かりさえすれば、犯罪などを起こさない限り、死ぬまで医者でいられます。

各科の専門医の資格は、5年間のうちに指定の講習会などに出てポイントを稼がないと剝奪されてしまいますが、講習会といっても「これまでの理論は正しいのだ」と従来の知識をただなぞるかたちだけのものであるうえ、参加すればそれだけでポイントになるというお粗末さです。

つまり、医者としてスタートしたときから、一切知識のアップデートをせず、過去の常識のまま治療にあたったとしても、免許をとり上げられることはありません。医者が余っているわけではないので、多少評判が悪くても淘汰されることもありません。だから危機感もなく、医師として自分を成長させなければというモチベーションがわきにくいのです。

医学部に入る頃までは秀才と呼ばれていたであろう人たちも、その多くは医者になった途端、ろくに勉強しなくなります。

こういう話をすると、「いやいや、学会などにしょっちゅう参加して私はちゃんと勉強しているぞ」と反論する人がいるのですが、私の考える勉強というのは、上から下りてくる話を鵜呑みにすることではなく、「自分から積極的に新しい情報を取りにいく」という意味です。

日本の医者の多くは、上が正しいということはすべて正しいと素直に思い込めるタイプの人です。

彼らにとっては「学会に出る＝勉強」なので、海外の最新の論文をこまめに目を通すような人はほとんどいません。

だから、上が正しいと言い張り続ける従来の知識の中に、実はすでに錆びついているものが含まれていたとしても、その事実に気づくことができず、「これはおかしいのではないか？」と疑問を持つこともできません。

これこそがまさに入試面接と、医療界の絶対的なヒエラルキーシステムがもたらした大罪だと私は思っています。

医師免許を更新制にすることの是非

日本の医師免許が原則的に一生涯有効であることはこれまでも問題視されたことはあり、更新制の導入が検討されたこともあります。

アメリカの医師免許は1~2年ごとの更新制となっていて、例えばカリフォルニア州では2年ごとの医師免許更新の際、100時間もの教育プログラムに参加しなければなりません。

つまり、最新医療について常に勉強していなければ、アメリカでは医師であり続けることはできないのです。

私がアメリカに留学していたときも、アメリカの医者たちが本当によく勉強している姿を目の当たりにしました。個人でお金を払ってまで、ワークショップに参加するという人も決して珍しくなかったのです。

そういう話をすると、「日本の医師免許も更新制にするほうがいいのでは?」と思う人がいるかもしれませんが、日本で今すぐそれを導入することには私は反対です。

なぜかというと、仮に医師免許更新制度が導入されたとしても、今の医療界を牽引する学会ボスをはじめとする教授たちが変わらない限り、更新のための教育プログラムが専門医資格の継続のための講習会のような従来の知識を補強するだけのものになる可能性が高いからです。それだと彼らの新たな利権にしかなりません。

もっと懸念されるのは、それこそ**面接などを課し、自分たちの意にそぐわない問題提起をしそうな医者から免許をとり上げることができる仕組みがつくられてしまいかねない**ことです。

そんなことになれば、私のような「物言う医者」はもう医者でいられなくなってしまいますから、それを恐れてますます誰も何も言わなくなるに違いありません。

医者でいるべき人の免許がとり上げられ、何の問題意識も持たない人だけが医者でいられるなんてことが許されていいわけがありませんし、結果として日本の医療界が今よりもっとひどい状況になるのは目に見えていると私は思います。

すべての権力を医学部教授に集中させているのが諸悪の根源

ヒエラルキーのトップに君臨する医学部の教授たちの意のままにコントロールされているのが日本の医療界の実態です。

入試面接において医学部の入学者を決めるのも、新しい教授のポストを誰に与えるかを決めるのも教授たちで、どの薬を認可するかとか、どの薬を優先的に使うのか、などを決めているのも実質的には教授たちだと言っても過言ではありません。

物言えぬ空気が生まれるのも、製薬会社との癒着が起きるのも、あらゆる権力を教授たちに集中させているせいでしょう。

しかもそれを取り締まるべき立場にある文科省や厚労省の役人たちは、自分たちの天下り先としてそのポストを狙っているので、あえてそれを問題視することはありません。

教授性善説がまかり通っているせいで、世の中の人たちもそれでいいと考えているようですが、それはあまりにもお気楽すぎます。

例えばアメリカでは、「不正は起こるもの」という前提に立ち、あらゆるシステムが構築されます。

だから、大学の入試面接も教授ではなくアドミッション・オフィスが行い、治験のコントロールもそれを専門とする独立機関が行います。

そのおかげで教授に平気で楯突く人間も入学してきますし、大学病院（メディカルスクールの附属病院）と製薬会社の癒着もあまり生まれません。

自分の厚顔無恥さに医学部の教授は気づいていない!?

何度もお伝えしている通り、大学医学部の教授たちは、医者たちを意のままにコントロールできる環境を見事に整え、自分たちのメンツや利権をずっと守り続けています。

その結果、臓器別診療から総合診療への転換が果たされず、主に高齢者たちに多くの薬が処方され続けています。そのせいで膨らむ薬剤費が日本の医療費を増大させているのです。

当の教授は、人口構成のせいだとか、医療費抑制政策が悪いなどと言い張るだけで、自分たちに問題があるという自覚がないのです。

この状況にあって、それに気づけないなんて、心理学者の立場から言えば彼らにはメタ認知（自分自身を客観的に認識する態度）が全く働いていないとしか思えません。

散々批判しておきながら今更こんなことを言うのもなんですが、医学部の教授たちが極悪非道な人間ばかりかというと実はそういうわけではないのです。

つまり、最も大きな問題は、自分たちの厚顔無恥さに多くの教授たちが全く気づいていないというその能天気さにあるとも言えます。

もしかすると、入試面接というシステムだって、患者さんにきちんと向き合える素晴らしい医者になれそうな人を選ぼうというのがもともとの目的だったのかもしれません。

けれども今ではそれは完全に建前となり、既得権益を守るためだけのものになりつつあります。

その事実に目を向けることなく、「教授なのだから当たり前だ」と思い込んで、その恩恵を享受し続けていることが問題なのです。

「最高の医療を提供する一流の病院」のフリをする大学病院

教授たちが威張り続ける原因の一つは、大学病院だとか、医学部の教授だとかに対して、世の中の人たちが過大な評価をしていることです。

皆さんも、大学病院というと、最先端の医療知識と技術で難しい病気も治してくれるというイメージをお持ちなのではないでしょうか？

そこにいる医学部教授というと、医者としての腕もいい素晴らしい人格者の姿を思い浮かべる人も多いでしょう。

けれどもそれは全くの誤解で、特に日本の大学病院は世界的に見ても二流、三流の医療しか最近は提供していないというのが私の印象です。

中国人がわざわざ日本の大学病院に手術を受けに来たりしますが、あれも別に医療技術の高さを期待してのことではありません。

かつては確かにそういうケースもありましたが、今では日本のほうが医療技術が高いと言えるような状況にはありません。

超がつくほどの競争社会である中国では、病気であることが知られてしまうと権力闘争に敗れてしまう危険があるので、それがバレないようわざわざ日本に来ているだけの話です。

逆に競争社会であるがゆえに医療技術もかなり上がっているのですがそれはさておき、海外だと大学病院は一般の病院よりも治療費が安いのが普通です。

それは大学病院には研修医（レジデント）の練習台になったり、研究の対象になったりする側面があるためで、患者さんもそのリスクを背負う前提で大学病院にやってきます。

つまり、大学病院に行くのは安いからであって、最新の治療が受けられる可能性がある一方でその効果は未知数であることも患者さんたちは認識していて、少なくとも最高の医療が受けられるとは思っていません。

もちろん大学病院側も、研修医の適切な指導を徹底し、リスク回避のための妥当な手段を講じます。

また患者さんには「来てもらっている」という認識なので、安いのに一般の病院よりサービスがいいということもよくあります。

ところが日本では、大学病院にとって臨床は教育や研究と並行して行うものであるという認識があまり持たれず、そこに行けば最高の医療サービスを受けられるのだと多くの人たちが思っています。

そういう誤解を生むのは、大学病院側が「最高の医療を提供する一流の病院」であるかのようなフリをするせいです。

治療費も一般の病院と同じで、リスクを背負った分を加味されることは一切ありません。

もちろん患者さんは向こうから来るもので、来てもらっているなんていう考えは大学病院側にはありません。

だから手厚いサービスなど期待できず、わざわざ遠くから来たのに冷たい対応をされたという経験がある人も多いのではないでしょうか。

一般の病院より研究を重視する大学病院もあり、そういうところでは患者さんの意向や気持ちは蔑ろにされてしまいがちです。

また、指導医がいい加減であることが多いのはすでに書いた通りなので、事故が起きたって不思議ではありません。しかもそういう事故はうやむやにされることが多く、表に出るものは氷山の一角です。

だから自分やご家族の命を守るためには、**大学病院に行くことがあったとしても、「大学病院なら安心だ」とか「大学病院のえらい教授が言うことは間違いない」などと思い込まないことが非常に大事**だと私は思います。

患者さんに応じて柔軟な対応をするのが本来の医療

本書でもご説明してきた通り、大学病院には基準値絶対主義が蔓延っているので、少しでも血圧が高ければ血圧を下げるための食事指導をする、あるいは降圧剤を使う、というような教科書通りの正解ばかり追い求めます。

けれども患者さんに応じた柔軟な対応をするのが、本来の医療のあり方です。

つまり、基準値にばかりこだわるのではなく、ＱＯＬ（「Quality of life」生活の質）も考慮したうえで、治療方針を決める必要があるのです。

若い人の場合ならＱＯＬが多少下がるとしても数値を改善させるのが正解ということもありますが、高齢の患者さんの場合は、例えば好きなものを食べることやお酒を飲むことを禁じたり、降圧剤を飲むことで別の不調に悩まされたりすることを我慢してもらってまで、数値を改善することが必ずしも正解だとは言えません。

つまり、「血圧はちょっと高めだけど、そのほうが元気も出て人生も楽しめるならそれでいいよ」と言えるようなフレキシブルな対応が必要なのです。

そんなふうな**心やその人の価値観も含めた広い視野を持ったうえで、「健康」を捉えることが重要**なのであり、高齢者の皆さんに向けたメッセージを発信した私の著書が軒並みベストセラーになっているのも、私のこの考え方が多くの高齢者の皆さんに受け入れられているからこそでしょう。

高齢者診療に合わない医者が大量生産され続けている

「それで、寿命が縮んだら誰が責任を取るのか」などと言い出す人がいるのですが、私に言わせれば、**過剰な治療で薬漬けにすることのほうが高齢者にとってはむしろ命を縮めることになりかねない行為**です。

第1章でも紹介した医療従事者向けの『m3.com』というサイトでは、「高齢の患者さんに対しては、生活の質をもっと考慮して治療にあたるべきだ」という、数々の著書に書いている私の主張に対し、「患者を英語でpatientと呼ぶのは、この言葉に我慢するという意味もあるからだ。だから治療に我慢できないなんて、出来損ないの患者が言うことだ」などとひどい書き込みをしている医者がいて、唖然としてしまいました。

ここまでひどい考えを持つのはこのコメントを書き込んだ医者だけだと信じたいですが、血圧にしろなんにしろ、基準値から外れないよう数値を改善するのが絶対の正解だと思い込んでいる医者はたくさんいます。

そういう医者ほど、病気の治療なのだから苦しいのは当たり前だろうなどと悪気なく考えるので、患者さんの心とか、QOLという視点を全く持とうとしません。

そんな治療で高齢者が真の意味で健康になれるとは私には到底思えません。これからますます高齢の患者さんが増えていくというのに、このような**高齢者には合わない医者を大量生産し続けているのが、日本の大学の医学部**なのです。

AIの出現で医学教育も変わらざるを得なくなる⁉

この本で書いてきたような医療界に蔓延するさまざまな問題については、もう20年以上前から私は声を上げているのですが、率直に言ってほとんど変化は起きていません。

ただ、唯一救いがあるとすれば、近年、劇的にAI（Artificial Intelligence人工知能）が発達したことです。

今のようなマニュアル通りの臓器別診療や検査データや画像データに頼った医者に

関しては、もはやＡＩには勝てないでしょう。

また、患者さんとのコミュニケーションに関しても、わかりやすさとか正確さという意味ではやはりＡＩのほうに軍配が上がります。

そんななかで、**生身の医者はどういう存在であるべきか、何ができるのかを考える分岐点に医療界が立たされている**のは間違いなく、ＡＩの出現というのは医学教育そのものが変わるきっかけになるのではないかと私は期待しているのです。

ＡＩ時代に生き残れるのはどういう医者なのか

実は先日、在宅診療の名医と言われる方と対談する機会があったのですが、その方も、医者という存在が患者さんを安心させるわけではなく、自分のことをよく知っていて信頼できる人に診てもらえるからこそ安心するのだとおっしゃっていました。

つまり、常勤のなるべく同じ医者が患者さんをずっと診つづけるのです。

必要なときに電話をかけると、その日、空いている医者が来てくれるというシステムの構築も確かに必要かもしれません。

でも、それだけならＡＩで十分対応できるでしょう。つまり、患者さんと唯一無二の関係性を築いていくことが、これからの医者に求められる姿勢なのだと思います。

しかし、果たしてそういう姿勢を育てる教育が今の医学部の教授たちにできるのかといえば、答えはＮＯだと思います。

だから、患者さんとのコミュニケーションの取り方について教えるにしても、心理学者とかも交えて真剣に議論するようなことを始めるなどして、医者自身もそれを学ぼうとしない限り、教育は変わらないでしょう。

自分たちはこのまま勝ち逃げできると踏んで医学部の教授たちが変わる気配さえ見せないとすれば、彼らは心底腐っていると言わざるを得ませんが、これから医者になろうという人にとっても、それは決して無視できない問題です。

なぜなら「ＡＩにできないことができる医者」になれなければ、ＡＩに仕事を奪われてしまい、医師免許は有効でも医者ではいられなくなる可能性があるからです。

だからこれから医者になろうという人に最後に伝えたいのは、大学の医学部の教授の言うことを決して妄信しないでほしいということです。

また受験を控えている人は、入試面接ではじかれてしまう可能性について散々書いたので、自分も落とされるのではないかと不安になったかもしれませんが、良くも悪くもその人の本質を見抜けるような教授（面接官）などおそらくいませんから、予備校で指導を受けるなどしてきちんと対策をし、表面だけ取り繕っておけば、問題はないと思います。

ただし、それで合格したからといって、「自分は医者にふさわしい」などと思い上がってはいけません。よい師のもとでよい経験を積まなければいい医者にはなれません。

もちろん、医療サービスを受ける側にいる人たちにもできることはあります。

それは医療の変革を進めてくれる可能性のある人間をそこに送り込むことです。

そのためにも医学部の入試面接を廃止すべきだという世論をつくり上げていただきたいのです。

そしてそれは、皆さんの健康を守り、さらには社会保険料の負担も減らすことで財産を守ることにもつながります。

和田秀樹（わだ ひでき）
1960年、大阪府生まれ。東京大学医学部卒業。精神科医。東京大学医学部附属病院精神神経科助手、米国カール・メニンガー精神医学校国際フェローを経て、現在、和田秀樹 こころと体のクリニック院長。高齢者専門の精神科医として、30年以上にわたって高齢者医療の現場に携わっている。ベストセラー『80歳の壁』（幻冬舎）、『70歳が老化の分かれ道』（詩想社）、『60歳からはやりたい放題』『90歳の幸福論』『60歳からはやりたい放題［実践編］』『医者という病』『60歳から女性はもっとやりたい放題』（扶桑社）など著書多数。

デザイン／塚原麻衣子
構成／熊本りか

扶桑社新書 518

ヤバい医者のつくられ方

発行日 2025年1月1日　初版第1刷発行

著　　者………和田秀樹
発 行 者………秋尾弘史
発 行 所………株式会社 扶桑社
〒105-8070
東京都港区海岸1-2-20 汐留ビルディング
電話 03-5843-8842（編集）
03-5843-8143（メールセンター）
www.fusosha.co.jp

DTP制作………株式会社 Sun Fuerza
印刷・製本………株式会社 広済堂ネクスト

Printed in Japan　ISBN 978-4-594-09836-0